で家系内での患者の位置づけ，家族構成，構成員関係を把握でき，遺伝形式の推定に役立つ．

家族歴
家族構成や家系内構成員の特定の疾患や症状の有無の情報．疾患の家族集積性に気づく重要な機会となる．

がん遺伝子
通常は細胞の増殖に関わっている遺伝子だが，過剰発現や変異が起こるとがんの増殖を促す可能性がある．

がん関連遺伝子
遺伝子産物の活性過剰か不足により発がんに関連する遺伝子群．原がん遺伝子，がん抑制遺伝子，DNA修復遺伝子の3種類に分けられる．

がん抑制遺伝子
通常では細胞の増殖を抑制している遺伝子で，この遺伝子が消失または不活性化すると細胞が無制限に増殖してしまう．

均衡型
染色体等の構造異常があっても，遺伝子量に過不足を伴わない状況．多くは症状は出現しない．（反対語）不均衡型．

近親婚
共通の祖先をもつ者どうしの婚姻関係．（例）いとこ婚．

クライエント
遺伝カウンセリングを受ける人（来談者）．

血縁者
共通の祖先を有している関係．遺伝性疾患では患者の血縁者は同じ疾患を発症する可能性が高くなる．

ゲノム
ある生物がもつすべてのDNA情報の集合体の基本単位．生命の設計図．

減数分裂
生殖腺（精巣あるいは卵巣）でのみ行われる細胞分裂．生殖細胞（精子あるいは卵子）に分化する際に染色体数が半減する(n)．

顕性
同じ座位において，ヘテロ接合で個体に表れる形質（表現型）．優性とよぶことがあるが，優れているという意味で使われているのではない．

【さ】

再発率
家系内の構成員が同じ疾患に罹患する確率．再発リスク．危険率．

出生前診断
絨毛や羊水等から採取した胎児由来の細胞やDNAを用いて，出生前に染○○○○○○○○○○あるいは遺伝子変異を○○○○○

常染色体
性染色体以外の22○○○○

新生変異
生殖細胞（配偶子）に生じた変異によって，生まれた子どもが生殖細胞系列変異をもつこと．両親にない生殖細胞系列変異をもった子どもは，創始者として下の世代にその変異が伝達される．受精卵の初期発生時に変異が生じる場合も含まれる．

浸透率
病的変異を有する方が実際に疾患として発症する割合．

スクリーニング
ある集団に対して共通の検査を行って，疾患の罹患の状況や，今後の罹患を予測し，対象者を絞り込むこと．先天代謝異常を新生児期に見つけ出す新生児マス・スクリーニングが，日本では新生児の全員を対象に実施されている．

スプライシング
転写後に，核内で起こるRNA分子からのイントロンを取り除き，エクソンをつなぎ合わせて成熟mRNAを作り出すこと．

生殖細胞
生物個体の生殖に関わる細胞（卵子や精子），配偶子．

生殖細胞系列変異
生殖細胞に存在する遺伝子の病的変異で，その結果，変異は個体を形成するすべての細胞に共通して存在し，子孫に伝えられ（垂直伝達され＝遺伝し）うる変異．

性染色体
生物の性を決定する染色体．通常，女性は2つのX染色体をもち，男性はX染色体とY染色体を1つずつもつ．

染色体
核にあるゲノムDNAが棒状に凝縮した構造．細胞分裂に先立って構成される．通常，人は22対の常染色体と2つの性染色体を合わせて46個の染色体をもち，父親由来と母親由来の染色体が対を成している．

染色体異常症
染色体レベルの変化が原因となり生じる疾患で，染色体の数的異常（異数性），あるいは構造異常に分かれる．

染色体検査
染色体レベルの解析で染色体異常を検出する．

染色体不分離
卵母細胞の減数分裂の第一段階（減数第一分裂）で生じる染色体分配の誤りで，染色体数的異常（例えばトリソミー）の原因となる．

基礎から学ぶ
遺伝看護学

「継承性」と「多様性」の看護学

監修　中込 さと子　信州大学医学部保健学科

編集　西垣 昌和　京都大学医学部基礎看護学講座
　　　渡邉 淳　金沢大学附属病院遺伝診療部

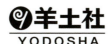

本書における遺伝学用語の方針について

昨今,「遺伝学用語のあり方」については,新たな語の提案をはじめ様々な動きがあります.本書においては,発行時に医学的かつ社会的に広く受け入れられている用語を採用しました.今後の動向により,遺伝学用語の中には新用語への変更,追記,併記される語が定められると予測されます.その際には羊土社HP上に提示いたしますので,読み替えをいただけますようお願いいたします.

謹告

本書に記載されている診断法・治療法に関しては,発行時点における最新の情報に基づき,正確を期するよう,著者ならびに出版社はそれぞれ最善の努力を払っております.しかし,医学,医療の進歩により,記載された内容が正確かつ完全ではなくなる場合もございます.

したがって,実際の診断法・治療法で,熟知していない,あるいは汎用されていない新薬をはじめとする医薬品の使用,検査の実施および判読にあたっては,まず医薬品添付文書や機器および試薬の説明書で確認され,また診療技術に関しては十分考慮されたうえで,常に細心の注意を払われるようお願いいたします.

本書記載の診断法・治療法・医薬品・検査法・疾患への適応などが,その後の医学研究ならびに医療の進歩により本書発行後に変更された場合,その診断法・治療法・医薬品・検査法・疾患への適応などによる不測の事故に対して,著者ならびに出版社はその責を負いかねますのでご了承ください.

■正誤表・更新情報
https://www.yodosha.co.jp/textbook/book/5645/index.html

本書発行後に変更,更新,追加された情報や,訂正箇所のある場合は,上記のページ中ほどの「正誤表・更新情報」からご確認いただけます.

■お問い合わせ
https://www.yodosha.co.jp/textbook/inquiry/index.html

本書に関するご意見・ご感想や,弊社の教科書に関するお問い合わせは上記のリンク先からお願いします.

まえがき

　かつて，「遺伝看護」は，染色体異常や稀少な遺伝性疾患を有する患者(児)やその家族への看護として，どちらかといえば専門性が高い特殊な分野としてとらえられがちでした．そのような「遺伝」を特殊視する傾向は，看護だけでなく医療全体においてみられていました．21世紀に入り，全ゲノム情報が判明し，これらに基づき疾病の機序が解明され，診断法・治療法へと発展しています．もはや，我々誰もがもつ「ゲノム」は医療における一専門領域ではなく，母性(周産期)看護，小児看護，慢性疾患看護，さらにがん看護，公衆衛生看護など，あらゆる看護分野において遺伝医療に関する理解が欠かせなくなってきました．そして現在では，遺伝情報にもとづいた「ゲノム医療」が，国策として強力に推進されています．今後，医療の現場では「遺伝」，「遺伝子」，「ゲノム」，といった言葉が日常的に飛び交うようになります．飛び交った数だけ，患者(児)やその家族がそれらによる健康への影響や変化に適応するプロセスがあります．その適応プロセスを支えるためには，患者(児)やその家族に身近で密にかかわる私たち看護師の影響は大きく，重要な役割を担っています．

　本書は，遺伝看護の普及を進めるため，看護学生が養成校での授業で学び，さらに卒業後に看護師が個人で学習することもできるテキストとして作成いたしました．日本遺伝看護学会教育委員会，日本人類遺伝学会教育推進委員会のメンバーが中心となり，これからの看護に必要となる遺伝看護の知識を盛り込みました．そして近い将来，遺伝看護が「看護学教育モデル・コア・カリキュラム」に明確に位置付けられることを目指しております．

　テキストは2部構成となっており，＜Unit 1 遺伝看護学の基礎＞では，人体の構造と機能，疾病の成り立ちと回復の促進に関連した内容を解説しています．＜Unit 2 遺伝看護の展開＞では，出生前，子どもから成人期にわたるそれぞれの看護分野において看護学の主要概念＜健康・人間・環境・看護＞を枠組みとし，遺伝看護の視点から解説しています．本書の活用例として，Unit 1は1〜2年生の基盤科目，Unit 2は2〜3年生の看護専門科目として学修する，あるいは2〜3年時にオムニバス形式の講義の一部として学修することも可能です．本書をご活用いただく教員の皆様の熱意を通して，学生の遺伝看護への関心が高まればこの上ない喜びです．

　看護師は，主治医から遺伝医療部門への橋渡し，一般診療現場といった様々な立場からチーム医療の一員として「遺伝」や「ゲノム」に関わることを期待されています．本書は，看護師がゲノムによる医療の変化に適応し，ポストゲノム時代における新たな看護を展開するために学んでおきたい内容が凝縮されています．読者の皆さんがゲノム医療の担い手として活躍する未来はすぐそこまで来ています．本書がその未来へのよき道標となることを願っています．

2018年12月　　中込さと子・西垣昌和・渡邉 淳

CONTENTS

まえがき ……………………………………………………………………… III

Unit 1
遺伝看護学の基礎
人体の成り立ちと遺伝情報

Chapter 1
私たちのからだとゲノム …………………………………………… 1

学習目標：❶ 細胞の構造を説明できる．
　　　　　❷ ゲノムの構造と染色体と遺伝子の関係性を説明できる．
　　　　　❸ 受精から器官形成の過程について説明できる．

1-1 私たちのからだ：細胞とタンパク質 ……………………………………… 2
1-2 生命の設計図：ゲノム ……………………………………………………… 2
　　1-2-1 ゲノムの媒体（伝達手段）：染色体
　　1-2-2 ゲノムの本体：DNA
1-3 遺伝子発現と私たちのからだ——受精から器官形成の過程 …………… 6
　　1-3-1 遺伝子発現の流れ——セントラルドグマ
　　1-3-2 遺伝子発現①　DNAからRNA：転写
　　1-3-3 遺伝子発現②　RNAからタンパク質：翻訳
1-4 ゲノムのもう1つの媒体（伝達手段）：ミトコンドリアDNA …………… 11

Chapter 2
多様性・継承性とゲノム …………………………………………… 13

学習目標：❶ ゲノムの多様性にもとづく個人の多様性について概説できる．
　　　　　❷ 細胞周期と細胞分裂を説明できる．
　　　　　❸ 遺伝の基本的機序を説明できる．

2-1 ゲノムの多様性——ゲノムから得られる情報 …………………………… 14
　　2-1-1 ゲノムによる多様性の指標：アレル（対立遺伝子）と遺伝型
2-2 細胞から細胞への継承：細胞分裂——体細胞分裂と減数分裂 ………… 16
　　2-2-1 個人内でゲノム情報を維持する細胞分裂：体細胞分裂
　　2-2-2 体細胞分裂によるDNA損傷・修復
　　2-2-3 次世代へゲノム情報を継承する細胞分裂：減数分裂
　　2-2-4 生殖細胞形成：減数分裂によるゲノム分配と継承

2-3 遺伝子継承の規則：メンデルの法則 ………………………………………………… 21
    2-3-1 メンデルの法則① 分離の法則
    2-3-2 メンデルの法則② 独立の法則
    2-3-3 メンデルの法則③ 顕性の法則〔顕性（優性）・潜性（劣性）〕

疾病の成り立ちと遺伝情報

Chapter 3
疾病の成り立ちとゲノム ── 遺伝性疾患 ……………… 25

学習目標：❶ 主な遺伝性疾患を分類できる．
          ❷ 生殖細胞系列変異と体細胞変異の違いを説明できる．
          ❸ がんの原因や遺伝子変化を説明できる．
          ❹ 遺伝学的検査や体細胞遺伝子検査の目的と適用を説明できる．

3-1 遺伝性疾患 ………………………………………………………………………………… 26
3-2 病的変異 ── 生殖細胞系列変異と体細胞変異の違い ………………………………… 27
3-3 がんと遺伝子変異 ………………………………………………………………………… 28
3-4 遺伝学的検査（生殖細胞系列遺伝子検査）と体細胞遺伝子検査 ── 検体の選択 …… 29
    3-4-1 遺伝学的（生殖細胞系列）検査で得られる遺伝情報
3-5 ゲノム解析の手法 ── 解析する大きさ ……………………………………………… 30

Chapter 4
家族歴と家系図 ……………………………………………………… 34

学習目標：❶ 家族歴を聴取し，家系図を作成，評価できる．
          ❷ 遺伝性疾患における未発症者，保因者の位置づけを説明できる．

4-1 遺伝性疾患の特徴 ── 表現型と家族集積性 …………………………………………… 35
4-2 近親度：家系内での遺伝情報共有割合 ………………………………………………… 36
4-3 家族歴 ……………………………………………………………………………………… 36
4-4 家系図 ……………………………………………………………………………………… 37
4-5 家族歴からの家系図の作成と評価 ……………………………………………………… 41

Chapter 5

遺伝性疾患①
1遺伝子レベルの変化が関わる疾病
── 単一遺伝子疾患 ……………………………………………………… 44

学習目標：❶ 主な遺伝性疾患（単一遺伝子疾患）を説明でき，代表的な疾患を列挙できる．

- 5-1 単一遺伝子（メンデル遺伝）疾患 …………………………………… 45
- 5-2 メンデルの法則に則る継承のタイプ──遺伝形式 ………………… 46
  - 5-2-1 遺伝形式① 常染色体顕性遺伝（AD）疾患
  - 5-2-2 遺伝形式② 常染色体潜性遺伝（AR）疾患
  - 5-2-3 遺伝形式③ X連鎖遺伝疾患
- 5-3 家系内での評価──再発率・再発リスク …………………………… 50
  - 5-3-1 常染色体顕性遺伝疾患の理論的再発率
  - 5-3-2 常染色体潜性遺伝疾患の理論的再発率
  - 5-3-3 X連鎖潜性遺伝疾患の理論的再発率
- 5-4 未発症者と保因者 ……………………………………………………… 51

Chapter 6

遺伝性疾患②
遺伝要因と環境要因が関わる疾病 ……………………………………… 54

学習目標：❶ 疾病や障害の遺伝要因と環境要因について説明できる．
　　　　　❷ 主な多因子遺伝疾患を列挙できる．
　　　　　❸ 遺伝的多様性をふまえたうえで，環境と健康・生活との関連について理解できる．

- 6-1 疾患の原因──遺伝要因と環境要因 ………………………………… 55
- 6-2 多因子遺伝疾患──疾患易罹患性（病気のなり易さ） ……………… 55
- 6-3 胎児の発育に影響する疾患 …………………………………………… 56
- 6-4 先天性疾患 ……………………………………………………………… 57
- 6-5 ミトコンドリア病 ……………………………………………………… 58

Chapter 7

遺伝性疾患③
染色体レベルの変化が関わる疾病
── 染色体異常症 ······ 61

学習目標：❶ 主な遺伝性疾患（染色体異常）を説明でき，代表的な疾患を列挙できる．
❷ 染色体検査の目的と適応を説明し，結果を解釈できる．

7-1 染色体異常 ······ 62
7-1-1 染色体異常①　数的異常
7-2-2 染色体異常②　構造異常

7-2 がんにおける染色体異常 ······ 68

7-3 染色体検査 ······ 68
7-3-1 染色体検査①　分染法（核型分析）
7-3-2 染色体検査②　FISH法
7-3-3 染色体検査③　マイクロアレイ染色体検査

Chapter 8

遺伝医療・ゲノム医療 ······ 73

学習目標：❶ 遺伝医療・ゲノム医療の特性を概説できる．
❷ 遺伝・ゲノム医療において関係機関・職種と連携する重要性を説明できる．
❸ 遺伝性疾患に関わる社会資源を概説できる．
❹ 薬物の有効性や安全性とゲノムの多様性との関係を概説できる．
❺ 遺伝カウンセリングの意義と方法を説明できる．

8-1 遺伝性疾患に対する医療の特徴──遺伝医療 ······ 74

8-2 遺伝医療に関わる社会資源 ······ 74
8-2-1 社会資源①　医療費支援
8-2-2 社会資源②　社会福祉支援
8-2-3 社会資源③　患者支援団体

8-3 遺伝カウンセリング ······ 76

8-4 遺伝医療からゲノム医療へ ······ 78
8-4-1 ゲノム医療①　ファーマコゲノミクス（PGx）
8-4-2 ゲノム医療②　ゲノムの網羅的診断：クリニカルシーケンス
8-4-3 ゲノム医療③　個別化医療

8-5 ゲノム医療における看護職の役割 ······ 81

Unit 2
遺伝看護の展開

Chapter 9
遺伝看護実践のための総論 …………………………………………… 84

学習目標：❶ 遺伝看護の視点から＜健康＞＜疾病＞＜診断と治療＞の概念を
説明できる．
❷ 遺伝・ゲノム医療の役割を説明できる．
❸ 遺伝性疾患を経験している人々の心理社会的側面を説明できる．
❹ 当事者を取り巻く社会の状況を説明できる．
❺ 遺伝看護の視点を説明できる．

9-1 健康・疾病・診断と治療の概念 ……………………………………… 85
- 9-1-1 看護における＜多様性＞と＜継承性＞の理解
- 9-1-2 健康の概念
- 9-1-3 疾病の成り立ちの概念
- 9-1-4 診断と治療の概念

9-2 遺伝・ゲノム医療の役割 ……………………………………………… 88
- 9-2-1 あらゆる人を対象とした医療
- 9-2-2 遺伝性疾患に対する恐れや偏見をなくし多様性を受け入れる社会づくり

9-3 遺伝性疾患をめぐる課題と心理社会的側面の理解 ………………… 89
- 9-3-1 遺伝情報の特徴にもとづく課題
- 9-3-2 遺伝性疾患をもつ人とその関係者が自責の念をもちやすい
- 9-3-3 生涯にわたる生活管理・症状管理上で様々な体験をする
- 9-3-4 同じ体験者との交流がもたらす効果は高い
- 9-3-5 身近な地域社会での生活の支えが不可欠である

9-4 当事者を取り巻く社会 ………………………………………………… 92
- 9-4-1 遺伝学的検査の普及がもたらすもの
- 9-4-2 遺伝情報の特性をふまえ，個人の尊厳を守る倫理的配慮が求められる
- 9-4-3 希少疾患の患者家族のサポートグループと医療者のパートナーシップ
- 9-4-4 切れ目ないサポート，必要な社会資源の提供

9-5 遺伝看護の視点 ………………………………………………………… 93
- 9-5-1 遺伝性疾患による症状や苦悩を緩和し，潜在する力を発揮するための看護
- 9-5-2 遺伝情報を役立てる看護
- 9-5-3 家族どうし，同疾患をもつ者どうし，地域関係者と共に取り組む看護

コラム ……………………………………………………………………… 97

Chapter 10
小児期に発症する遺伝性疾患を有する
子ども・家族への看護 ……………………………………………… 98

学習目標：
❶ 小児期に発症する遺伝性疾患，先天性疾患の種類と特徴について説明できる．
❷ 遺伝性疾患をもつ子どもとその家族に生じうる身体的，心理的，社会的問題について説明できる．
❸ 遺伝性疾患をもつ子どもの生涯にわたる支援の必要性と成人への移行（トランジション）について説明できる．
❹ 子どもに対する遺伝看護の視点が説明できる．

10-1 健康・疾病・診断と治療の概念 99
10-1-1 小児期に発症する遺伝性疾患における多様性と継承性
10-1-2 小児の健康の概念
10-1-3 小児期に発症する遺伝性疾患の成り立ち
10-1-4 小児の診断と治療の概念

10-2 遺伝・ゲノム医療の役割 103

10-3 遺伝性疾患をもつ子どもと家族の心理社会的側面の理解 103
10-3-1 遺伝性疾患と向き合う子どもの思い
10-3-2 親の受容過程
10-3-3 きょうだいの思い

10-4 当事者を取り巻く社会 107
10-4-1 患児の生活の場は病院・施設から家庭に移行
10-4-2 子どもの成長に有益なあらゆる情報を共有する
10-4-3 小児期から成人期に向けた生涯医療と社会保障の整備

10-5 遺伝看護の視点 108
10-5-1 遺伝情報を役立てる看護
10-5-2 成長発達，トランジション，さらにライフスパンの視点
10-5-3 家族ダイナミクス（関係性）を考慮したヘルスマネジメント

Chapter 11

生殖・妊娠領域における遺伝性疾患を有する患者・家族への看護 112

学習目標：
❶ 生殖・妊娠領域における＜健康＞＜遺伝要因＞＜診断と治療＞の概念を説明できる．
❷ 出生前診断の概要と，生殖ならびに胎児の成長に不安をもつ妊婦と家族の心理社会的側面について説明できる．
❸ 生殖・妊娠領域の遺伝看護の視点を説明できる．

11-1 健康・疾病・診断と治療の概念 113
11-1-1 生殖・妊娠領域に関連する遺伝性疾患の特徴
11-1-2 生殖・妊娠領域における健康の概念
11-1-3 生殖・妊娠領域の遺伝性疾患の成り立ち
11-1-4 生殖・妊娠領域での診断と治療の概念

11-2 遺伝・ゲノム医療の役割 117
11-2-1 生殖補助・周産期医療と遺伝・ゲノム医療
11-2-2 生殖補助・周産期医療における遺伝学的検査

11-3 生殖・妊娠領域における課題と心理社会的側面の理解 ········· 120
- 11-3-1 遺伝情報の特性による課題
- 11-3-2 心理社会的側面の理解

11-4 当事者を取り巻く社会 ········· 121
- 11-4-1 遺伝学的検査の普及がもたらすもの
- 11-4-2 遺伝情報の特性をふまえた倫理的配慮
- 11-4-3 切れ目ないサポート，必要な社会資源の提供

11-5 遺伝看護の視点 ········· 123
- 11-5-1 いのちの多様性と尊厳を護る看護
- 11-5-2 遺伝情報を役立てる看護
- 11-5-3 家族どうし，同疾患をもつ者どうし，地域関係者と共に取り組む看護

Chapter 12
単一遺伝子疾患(成人発症)を有する患者・家族への看護 ········· 125

学習目標：
❶ 単一遺伝子疾患を有する家系に生じうる身体的，心理的，社会的問題と，患者・家族への支援を，疾患が治療/予防可能(actionable)な場合とそうでない場合のそれぞれについて説明することができる．
❷ 単一遺伝子疾患を有する家系にとって有益な社会資源（公的補助，患者会，ピアサポート）について概要を説明できる．
❸ 単一遺伝子疾患を有する家系への遺伝看護の視点を説明できる．

12-1 健康・疾病・診断と治療の概念 ········· 126
- 12-1-1 単一遺伝子疾患における多様性と継承性
- 12-1-2 単一遺伝子疾患患者における健康の概念
- 12-1-3 単一遺伝子疾患の成り立ち
- 12-1-4 単一遺伝子疾患の診断と治療の概念

12-2 遺伝・ゲノム医療の役割 ········· 129
- 12-2-1 単一遺伝子疾患の発症確率の予測
- 12-2-2 単一遺伝子疾患と遺伝・ゲノム医療

12-3 単一遺伝子疾患に関わる課題と心理社会的側面の理解 ········· 130
- 12-3-1 遺伝情報の特性による課題
- 12-3-2 actionableな単一遺伝子疾患をもつ人(家系)の心理社会的側面の理解
- 12-3-3 unactionableな単一遺伝子疾患をもつ人(家系)の心理社会的側面の理解

12-4 当事者を取り巻く社会 ········· 132
- 12-4-1 遺伝学的検査の普及がもたらすもの
- 12-4-2 遺伝情報の特性をふまえた個人の尊厳を守る倫理的配慮
- 12-4-3 希少疾患の患者家族のサポートグループと医療者のパートナーシップ
- 12-4-4 切れ目ないサポート，必要な社会資源の提供

12-5 遺伝看護の視点 ········· 134
- 12-5-1 単一遺伝子疾患による生活への影響の適切な評価と看護介入
- 12-5-2 遺伝情報を用いた患者・家族の適応支援
- 12-5-3 家族どうし，同疾患をもつ者どうし，地域関係者と共に取り組む看護

Chapter 13
多因子遺伝疾患を有する患者・家族への看護 ……………… 137

学習目標：❶ 多因子遺伝疾患と単一遺伝子疾患の違いを説明できる．
❷ 多因子遺伝疾患を有する家系に生じうる身体的，心理的，社会的問題を説明できる．
❸ 多因子遺伝疾患を有する家系への遺伝看護の視点を説明できる．

13-1 健康・疾病・診断と治療の概念 …………………………………………… 138
13-1-1 多因子遺伝疾患における多様性と継承性
13-1-2 多因子遺伝疾患患者における健康の概念
13-1-3 多因子遺伝疾患の成り立ち
13-1-4 多因子遺伝疾患の診断と治療の概念

13-2 遺伝・ゲノム医療の役割 ……………………………………………………… 141
13-2-1 多因子遺伝疾患の遺伝と家系内集積性
13-2-2 多因子遺伝と遺伝・ゲノム医療

13-3 多因子遺伝疾患に関わる課題と心理社会的側面の理解 ……………… 142
13-3-1 遺伝情報の特性による課題
13-3-2 多因子遺伝疾患に特有な心理社会的側面の理解

13-4 当事者を取り巻く社会 ………………………………………………………… 143
13-4-1 遺伝学的検査の普及がもたらすもの
13-4-2 ゲノム情報の特性をふまえた個人の尊厳を守る倫理的配慮
13-4-3 患者家族のサポートグループと医療者のパートナーシップ

13-5 遺伝看護の視点 ………………………………………………………………… 144
13-5-1 多因子遺伝疾患による生活への影響の適切な評価と看護介入
13-5-2 遺伝情報を用いた患者・家族の適応支援
13-5-3 家族どうし，同疾患をもつ者どうし，地域関係者と共に取り組む看護

Chapter 14
がんゲノム医療・遺伝性腫瘍に関わる患者・家族への看護 ……………… 147

学習目標：❶ がんゲノム医療の概要を理解し，がんゲノム医療を予防，診断，治療，予後予測の4つの側面から説明できる．
❷ がんゲノム医療が患者や家族に及ぼす影響を理解し，必要な看護を検討できる．
❸ 遺伝性腫瘍の遺伝学的，身体的，心理社会的特徴を理解し，遺伝要因の寄与の評価にもとづいた援助を説明できる．

14-1 健康・疾病・診断と治療の概念 …………………………………………… 148
14-1-1 がんにおける多様性と継承性
14-1-2 がん患者における健康の概念
14-1-3 がんの遺伝学的成り立ち
14-1-4 がんの遺伝学的診断と治療の概念

14-2 がん医療における遺伝・ゲノム医療の役割 ……………………………… 152

14-3 遺伝性腫瘍に関わる課題と心理社会的側面の理解 ……………………… 153
- 14-3-1 遺伝情報の特性による課題
- 14-3-2 遺伝性腫瘍に特有な心理社会的側面の理解

14-4 当事者を取り巻く社会 ……………………………………………………… 154
- 14-4-1 がんゲノム医療の拡がり
- 14-4-2 遺伝・ゲノム医療に関する情報の氾濫
- 14-4-3 高額な医療費による経済的負担

14-5 遺伝看護の視点 ……………………………………………………………… 155
- 14-5-1 がん発症における遺伝学的リスクアセスメント
- 14-5-2 遺伝医療への橋渡しとフォローアップ
- 14-5-3 がんゲノム医療に関する適切な情報提供と意思決定支援
- 14-5-4 遺伝性腫瘍と診断された人への継続した援助

Chapter 15

遺伝看護とELSI ……………………………………………………………… 160

学習目標：
1. 遺伝情報（不変性，共有性，予見性，あいまい性）の特性を理解し，その取り扱いについて配慮すべき事項を説明できる．
2. 遺伝情報に関連して生じうる倫理的・法的・社会的課題（ELSI）を説明できる．
3. ELSIを考慮した遺伝看護の視点を説明できる．

15-1 人の遺伝情報とELSI ………………………………………………………… 161

15-2 遺伝・ゲノム医療とELSI …………………………………………………… 161
- 15-2-1 ＜Ethical＞倫理的課題
- 15-2-2 ＜Legal＞法的課題
- 15-2-3 ＜Social＞社会的課題
- 15-2-4 遺伝カウンセリングにおけるELSI

15-3 遺伝・ゲノム医療と社会 …………………………………………………… 166
- 15-3-1 偶発的所見・二次的所見
- 15-3-2 遺伝子検査ビジネス，消費者直結型（DTC：Direct To Consumer）遺伝子検査

15-4 遺伝看護の視点 ……………………………………………………………… 168
- 15-4-1 患者・家族の自律性の尊重：ナラティブアプローチ
- 15-4-2 真実の告知
- 15-4-3 患者・家族の秘密（プライバシー）の保持
- 15-4-4 患者の権利擁護（アドボカシー）と看護師の一貫性（インテグリティ）

付録── 遺伝看護に役立つ情報ソース ……………………………………… 171

索引 ……………………………………………………………………………… 173

本書はどのChapterからでもお読みいただけます．他のChapterで解説済み，あるいは解説予定の事項は，本文中に「〜である 2-1-1．」（この場合は必要に応じてChapter 2の2-1-1をご参照ください）のように示してあります．知識の関連付けにご活用ください．

本書の各Chapterと看護教育の各科目との対応表

Unit		Chapter		対応する科目
Unit 1 遺伝看護学の基礎	人体の成り立ちと遺伝情報	Chapter 1	私たちのからだとゲノム	臨床遺伝学 生化学
		Chapter 2	多様性・継承性とゲノム	臨床遺伝学 生化学 病理学
	疾病の成り立ちと遺伝情報	Chapter 3	疾病の成り立ちとゲノム ──遺伝性疾患	臨床遺伝学 生化学 病理学
		Chapter 4	家族歴と家系図	臨床遺伝学 等
		Chapter 5	遺伝性疾患① 1遺伝子レベルの変化が関わる疾病──単一遺伝子疾患	臨床遺伝学 生化学 病理学
		Chapter 6	遺伝性疾患② 遺伝要因と環境要因が関わる疾病	臨床遺伝学 生化学 病理学
		Chapter 7	遺伝性疾患③ 染色体レベルの変化が関わる疾病──染色体異常症	臨床遺伝学 生化学 病理学
		Chapter 8	遺伝医療・ゲノム医療	臨床遺伝学 生化学 病理学 薬理学
Unit 2 遺伝看護の展開		Chapter 9	遺伝看護実践のための総論	統合看護
		Chapter 10	小児期に発症する遺伝性疾患を有する子ども・家族への看護	小児看護学 母性看護学 家族看護学 成人看護学
		Chapter 11	生殖・妊娠領域における遺伝性疾患を有する患者・家族への看護	母性看護学 家族看護学
		Chapter 12	単一遺伝子疾患(成人発症)を有する患者・家族への看護	成人看護学
		Chapter 13	多因子遺伝疾患を有する患者・家族への看護	成人看護学
		Chapter 14	がんゲノム医療・遺伝性腫瘍に関わる患者・家族への看護	成人看護学 がん看護学
		Chapter 15	遺伝看護とELSI	統合看護 医療情報学

『診療・研究にダイレクトにつながる遺伝医学』との関連について

本書の本文，図表の一部は，羊土社刊行の『診療・研究にダイレクトにつながる遺伝医学』（著／渡邉 淳）から引用しております．該当の図表については，

　『遺伝医学』第〇章より

の形で出典を記載しております．学びを深めたい方は『診療・研究にダイレクトにつながる遺伝医学』もあわせて参照ください．

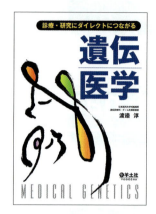

章末問題について

各Chapterの最後に問題を掲載しています．復習や自主学習にお役立てください．解答は以下のどちらかの方法でご覧いただけます．

- ■ 問題の下にあるQRコードを読み込むことによって，お手持ちの端末に解答が表示されます．
  QRコードのご利用には，専用の「QRコードリーダー」が必要となります．お手数ですが各端末に対応したアプリケーションをご用意ください．
  ※QRコードは株式会社デンソーウェーブの商標です．

- ■ 小社ホームページの本書特典ページに解答を掲載しております．本書特典ページへは以下の方法でアクセスいただけます．

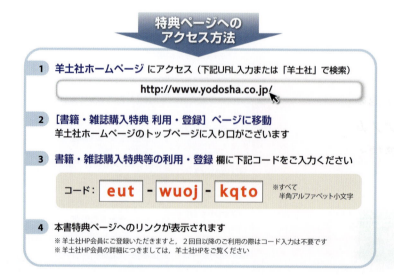

Unit 1 遺伝看護学の基礎
人体の成り立ちと遺伝情報

Chapter 1

私たちのからだとゲノム

> **学習目標**
> ❶細胞の構造を説明できる．
> ❷ゲノムの構造と染色体と遺伝子の関係性を説明できる．
> ❸受精から器官形成の過程について説明できる．

1-1 私たちのからだ：細胞とタンパク質

ヒトの身体は精子と卵子が合体(受精)してできる受精卵という1つの細胞からはじまり，数十兆個ものさまざまな細胞から構成されている．同じ種類の細胞が集まって組織を構成し，さらに幾種類かの組織が組み合わさって心臓や肝臓といった器官(臓器)となり，それぞれ独自の機能を発揮する(図1)．

それぞれの細胞の独自の機能は特定の**タンパク質**によって決められる．また，細胞の細胞質には，細胞の活動に必要な特定の機能を営む細胞小器官が含まれる．ミトコンドリアはエネルギー源(ATP)合成の場，**リボソーム**はタンパク質合成の場，例えばゴルジ装置はタンパク質を目的とする形に修飾し荷造りし送り出す(分泌する)場，ライソゾームは種々の強力な加水分解酵素を含んだ異物・不要物処理の場となる．それぞれの細胞小器官の機能は，特定のタンパク質によって決められる．すなわち，機能が異なる細胞や細胞小器官ごとに，異なるタンパク質を有し，私たちのからだを特徴づけている．

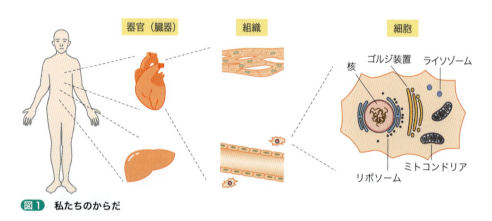

図1　私たちのからだ

1-2 生命の設計図：ゲノム

私たちは誰もが，どの細胞にも共通に，「**ゲノム**」とよばれる生命の設計図をもっている．「ゲノム」とは，"gene"(**遺伝子**) + "chromosome"(**染色体**)，あるいは "gene" + "-ome"(全体をあらわす接尾辞)を組み合わせた用語である．ゲノムの実体は，細胞内に存在する **DNA**(デオキシリボ**核酸**)という物質である．DNAの一部は，**タンパク質**の一次構造(**アミノ酸配列**)に関する情報を示し，そのような部分は構造遺伝子(狭義の遺伝子)とよばれる．

DNAは，細胞の核内と細胞質にあるミトコンドリア内に存在し，その大部分を核内にある核DNAが占める(図2)．核DNAは核内にそのまま詰まっているのではなく，

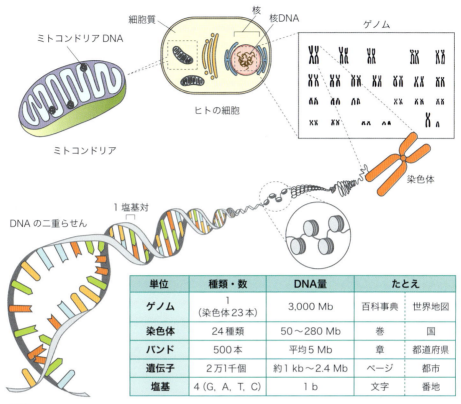

図2 ヒトのゲノムの全体像：核ゲノムとミトコンドリアゲノム
『遺伝医学』第1章より．

糸巻きのようなヒストンに巻きつき棒状に梱包された長さの異なる23対46本の染色体に分かれて存在している．

一つひとつの体細胞にある46本の染色体が「23対」なのは，両親それぞれから1セット（23本）ずつ伝達された合計だからである．この1セット，すなわち**生殖細胞**（配偶子；精子または卵子）のもつ染色体23本がゲノムの基本単位であり（これをハプロイド，または1倍体とよび，nという記号であらわす），生殖細胞には約30億塩基対（$3×10^9$ bp, 3,000 Mb）のDNA，約2万1千種類の遺伝子が存在する．生殖細胞（精子と卵子）が受精して生じた1つの体細胞（受精卵）は，46本の染色体をもつ2倍体（ディプロイド，または2倍体とよび，2nという記号であらわす）となり，約60億塩基対（6,000 Mb）のDNAが含まれる（**表1**）．

	体細胞	生殖細胞（精子・卵子）
倍数性	2倍体（ディプロイド）	1倍体・半数体（ハプロイド）
染色体数	46本（2n）	23本（n）
塩基数	約60億塩基対 （6,000 Mb, 6 Gb）	約30億塩基対 （3,000 Mb, 3 Gb）
遺伝子数	約2万1千	
分裂様式 (Chapter 2 図6参照)	体細胞分裂 により生じる	減数分裂 により生じる

表1 体細胞と配偶子における核ゲノム
『遺伝医学』第1章より．

1-2-1 ゲノムの媒体（伝達手段）：染色体

染色体は，**X染色体**あるいは**Y染色体**の**性染色体**と，1〜22番までの**常染色体**から構成される．常染色体は，同じ番号の染色体は2本ずつペア（対）になっており（22対），互いに相同染色体とよばれ，男性でも女性でも構成は同じである．染色体を大きさ順に並べて表示した図を**核型**[7-3-1]とよぶ．

一つひとつの細胞の46本の染色体は，24種類の染色体，すなわち22種類の常染色体と2種類の性染色体からなる．体細胞分裂中期にはX字型として観察される中央をセントロメア・動原体といい，その左側，右側それぞれを染色分体と言う．X字型をきたす染色体において，セントロメアをはさんで短い側を短腕(p)，長い側を長腕(q)とよぶ．染色体の末端部はテロメアとよばれる特有の構造をしている（図3）．

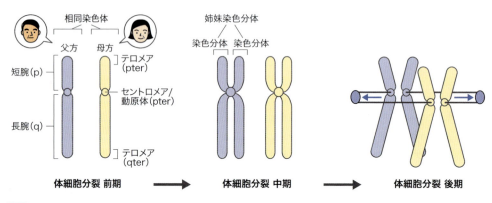

図3 染色体の構造

体細胞の46本の染色体は，父親由来の精子と母親由来の卵子からそれぞれ23本ずつの染色体を受け継ぎ構成される．卵子には22本の常染色体と1本のX染色体，精子には22本の常染色体とX染色体もしくはY染色体が含まれる．胎児の性別は父親由来の精子が有している性染色体の種類(X染色体もしくはY染色体)により決定される．原則として男性ではX染色体とY染色体が1本ずつ(XY)，女性はX染色体が2本(XX)と，性別により構成が異なる（図4）．

常染色体

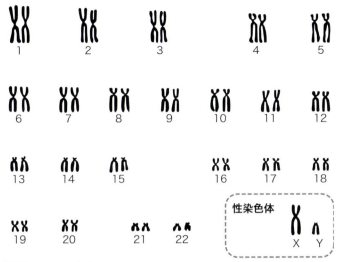

図4 ヒトの染色体
常染色体22対44本と性染色体2本（X染色体とY染色体）．
『遺伝医学』第1章より．

1-2-2 ゲノムの本体：DNA

DNA（デオキシリボ核酸）は，ゲノムの実体を担い，その「継承（伝達）」とその情報の「発現」の役割を有する物質である．DNAは糖〔5つの炭素を使った糖（五炭糖，デオキシリボース）〕とリン酸，**塩基**によるデオキシヌクレオチドを単位とし，五炭糖のそれぞれの炭素には1′～5′

図5 DNA

までの番号が付けられ，構成する塩基により4種類〔グアニン（G），アデニン（A），チミン（T），シトシン（C）〕に分けられる．DNAは各ヌクレオチドの糖にある5′と3′の位置でリン酸結合する長い鎖状の分子，ポリヌクレオチドで構成される．DNAの鎖には方向があり，糖の5′の炭素が向いている方向を5′側，3′の炭素が向いている方向を3′側とよぶ（図5）．

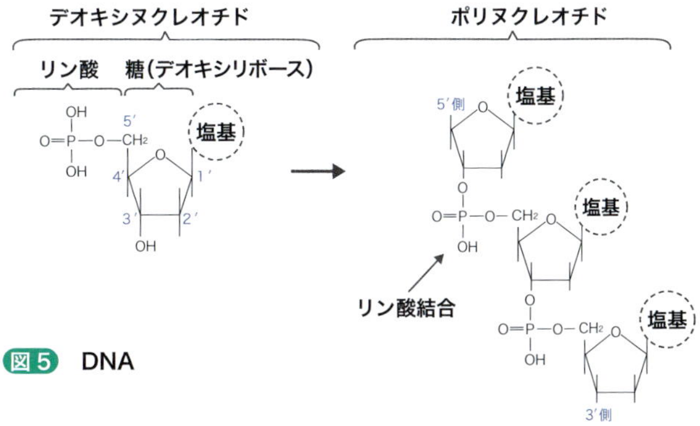

ヌクレオチドが5′から3′に並ぶ様子は5′-ATGCATGC……-3′と書きあらわされる．これは**塩基配列**（シーケンスあるいはシークエンス）とよばれ，「ゲノムデータ」を構成する[2-1]．

ゲノムDNAは，このようなポリヌクレオチド鎖が2本並んだ右巻きの**二重らせん構造**をとる．各ヌクレオチドの塩基間は水素結合を介して対を形成する．このときの対を形成する相手は塩基により決まっており（AはT，GはC），これを塩基**相補性**とよぶ（図6）．二重らせん構造での2本のポリヌクレオチド鎖は，それぞれ5′→3′，3′←5′といった反対の向きに平行に並ぶ．

ヒトゲノムDNAのほぼ完全な塩基配列は，ワトソンとクリックによるDNA二重らせん構造の発見から50年後の2003年に解読された．ヒトでも，他の動物でも，植物でもあらゆる生物でDNA二重らせん構造は同じである．

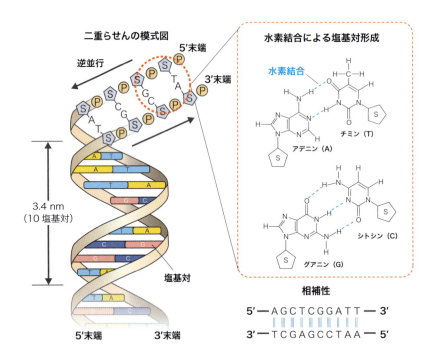

図6　DNAの二重らせん構造
『遺伝医学』第1章より．

1-3　遺伝子発現と私たちのからだ ——受精から器官形成の過程

遺伝子において，DNAの塩基配列をもとにmRNAがつくられ，さらに特定のタンパク質が生成される過程を「**遺伝子発現**」という．1個人のすべての細胞は，1つの受精卵からできるためそのゲノムデータは同じだが，発現しているタンパク質の種類と共に「量」や「質」が時期（時間的）や細胞ごと（空間的）に異なり，それらが細胞の構造や機能を特徴づけている（図7）．一方，遺伝子のアミノ酸をコードする領域のすべてを合わせて

も，ゲノム上の約2～3％を占めるのみである．

　ヒトの一生は精子と卵子が合体(受精)してできる受精卵からはじまるが，器官形成の過程で，それぞれの細胞が異なる機能をもつことを**分化**という．細胞が分化するとき，そのなかでは異なる組み合わせの遺伝子が発現される．ヒトの発生は受精によりはじまり，中枢神経・心臓・消化器官・目・耳・四肢などの主な臓器は，おおよそ妊娠2カ月(妊娠4週)に発生，分化しはじめ，妊娠初期である妊娠3カ月(妊娠8週)にはヒトとしての基本的な形が完成する．妊娠3～10週は器官形成期である．

　個人を形成するすべての細胞は同じゲノムDNA/遺伝子をもつが，発現している遺伝子の組み合わせを変えることで異なる細胞になる．

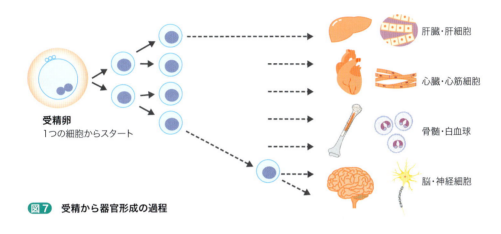

図7　受精から器官形成の過程

1-3-1　遺伝子発現の流れ―― セントラルドグマ

　遺伝子発現は，**転写**と**翻訳**とよばれる2段階に分けられる．第1段階の転写では，核内のゲノムDNA上の塩基配列が**メッセンジャーRNA**（mRNA，伝令RNA)に写しとられ，第2段階の翻訳では，写しとられたmRNA上の塩基配列をもとにアミノ酸が指定されタンパク質が合成される．つまり，転写は核内で行われ，生じたmRNAは細胞質に輸送されてはじめて翻訳(タンパク質合成)される．タンパク質は細胞質の**リボソーム**で合成される．

　DNAからRNAを介してタンパク質がつくられるこのような「DNA→(転写)→mRNA→(翻訳)→タンパク質」の遺伝子発現の流れは一方向に進み，すべての生物に共通する基本的な原則なので**セントラルドグマ**(中心教義，中心命題)といわれる(図8)．

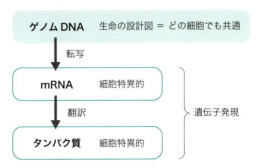

図8　セントラルドグマと遺伝子発現
『遺伝医学』第1章より．

1-3-2 遺伝子発現① DNAからRNA：転写

　転写では，遺伝子全体についてDNAの一方の鎖から相補的に塩基配列がRNA（リボ核酸）に写しとられる．DNAとRNAは似た物質だが，RNAを構成する塩基は，Aの相手はTではなくU（ウラシル）となるのがDNAと違う点である（図9）．どの遺伝子がどれだけ転写されるか（転写量）は，転写に関わる酵素や転写を調節するタンパク質（転写因子）により調節される．

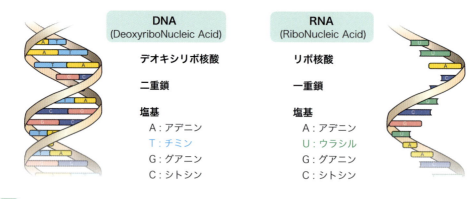

図9　DNAとRNA

　ゲノムDNA上にある遺伝子は，最終的にmRNAに残る塩基配列（**エキソン**）と，削除されmRNAに残らない配列（**イントロン**）から構成される．イントロンの削除は転写後に核内で起こり，これを**スプライシング**とよぶ（図10）．ゲノムDNAの塩基配列には，遺伝子のスプライシングに関連する共通配列が存在する．イントロンは，5′末端はGTではじまり，3′末端はAGで通常終わる（GT-AG法則）．スプライスされたmRNAは，核から細胞質に移行する．

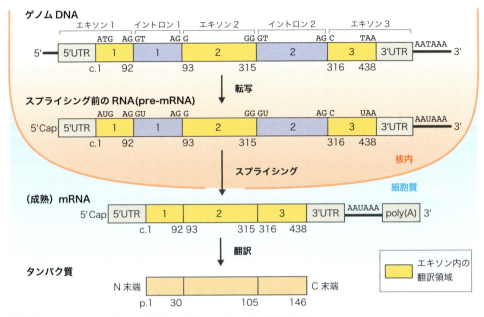

図10 遺伝子の発現（転写・翻訳）の概観（βグロビン遺伝子を例に）
『遺伝医学』第1章より．

1-3-3 遺伝子発現② RNAからタンパク質：翻訳

翻訳では，mRNAの塩基配列上の連続した3つの塩基（**トリプレット**）が1組となり，1種類のアミノ酸を指定する．このトリプレットを**コドン**（遺伝暗号）とよぶ（図11）．

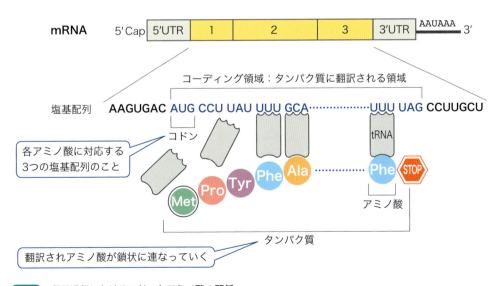

図11 翻訳過程におけるコドンとアミノ酸の関係

Chapter 1　私たちのからだとゲノム　9

コドンを形成する3つの塩基（トリプレット）の組み合わせは，それぞれG，A，U，Cの4種類で計4×4×4＝64通り存在し，20種類のアミノ酸を指定する（図12）．アミノ酸はその名前に応じて，3文字，あるいは1文字で表記される略称が用意される．AUGは，メチオニンのコドンであると共に翻訳開始点の印でもあり，**開始コドン**とよばれる．また，UAA，UAG，UGAの3種類のコドンは，タンパク質合成の終結を示す**終止コドン**であり，対応するアミノ酸はない．開始コドンを含む残りの61種類が20種類のアミノ酸の種類を決定するので，2つのアミノ酸（メチオニンとトリプトファン）を除く18のアミノ酸には複数のコドンが対応する．

1列目	2列目 U ウラシル	2列目 C シトシン	2列目 A アデニン	2列目 G グアニン	3列目
U ウラシル	UUU F Phe フェニルアラニン	UCU S Ser セリン	UAU Y Tyr チロシン	UGU C Cys システイン	U ウラシル
	UUC F Phe フェニルアラニン	UCC S Ser セリン	UAC Y Tyr チロシン	UGC C Cys システイン	C シトシン
	UUA	UCA S Ser セリン	UAA * Ter Stop	UGA * Ter Stop	A アデニン
	UUG	UCG S Ser セリン	UAG Stop	UGG W Trp トリプトファン	G グアニン
C シトシン	CUU L Leu ロイシン	CCU P Pro プロリン	CAU H His ヒスチジン	CGU R Arg アルギニン	U ウラシル
	CUC L Leu ロイシン	CCC P Pro プロリン	CAC H His ヒスチジン	CGC R Arg アルギニン	C シトシン
	CUA	CCA P Pro プロリン	CAA Q Gln グルタミン	CGA R Arg アルギニン	A アデニン
	CUG	CCG P Pro プロリン	CAG Q Gln グルタミン	CGG R Arg アルギニン	G グアニン
A アデニン	AUU I Ile イソロイシン	ACU T Thr スレオニン	AAU N Asn アスパラギン	AGU S Ser セリン	U ウラシル
	AUC I Ile イソロイシン	ACC T Thr スレオニン	AAC N Asn アスパラギン	AGC S Ser セリン	C シトシン
	AUA	ACA T Thr スレオニン	AAA K Lys リジン	AGA R Arg アルギニン	A アデニン
	AUG M Met メチオニン Start	ACG T Thr スレオニン	AAG K Lys リジン	AGG R Arg アルギニン	G グアニン
G グアニン	GUU V Val バリン	GCU A Ala アラニン	GAU D Asp アスパラギン酸	GGU G Gly グリシン	U ウラシル
	GUC V Val バリン	GCC A Ala アラニン	GAC D Asp アスパラギン酸	GGC G Gly グリシン	C シトシン
	GUA	GCA A Ala アラニン	GAA E Glu グルタミン酸	GGA G Gly グリシン	A アデニン
	GUG	GCG A Ala アラニン	GAG E Glu グルタミン酸	GGG G Gly グリシン	G グアニン

図12 暗号解読表：コドン表
アミノ酸については，1文字表記，3文字表記，アミノ酸名を示している．

リボソームにmRNAが結合すると，リボソームによって翻訳開始点からコドンが認識される．リボソームは横滑りしながら1つずつコドンを認識していく．すると，コドンに相補的な配列（アンチコドン）をもっているトランスファーRNA（**tRNA**，転移RNA）とよばれるRNAが，次々とコドンと結合する．tRNAによって運ばれてきたアミノ酸は結合していき，最終的にタンパク質ができあがる．

mRNAあるいはその鋳型となる塩基配列のうち，タンパク質に翻訳される領域，すなわち開始コドン（AUG）と終止コドンに挟まれた領域を**コーディング領域**または翻訳領域という．コーディング領域内で1塩基が置換しアミノ酸が変わると極性が大きく変化し，タンパク質の質が変わることがある．また，1塩基の置換のために**終止コドン**が

できると，そこでアミノ酸の連なりはとぎれてしまう[2-1]．

　遺伝子の発現量は，主として mRNA が転写されるかどうかで調節される．塩基配列は同じでも DNA のメチル化や高次構造により，ゲノムに後から修飾が加わる現象をエピジェネティクスとよぶ．遺伝子発現や機能に影響するエピジェネティクスは個人発生や細胞分化の過程に重要な役割をもつ．エピジェネティックな修飾が変化すると疾患（エピジェネティクス異常）につながることがある．

1-4 ゲノムのもう1つの媒体（伝達手段）：ミトコンドリアDNA

　ミトコンドリアは細胞質でエネルギーを産生する働きを担う細胞小器官である．このミトコンドリアにも DNA（**ミトコンドリア DNA**）が含まれる．ミトコンドリア DNA の塩基配列全体の約93％は機能をもち，わずか13個の遺伝子と，2個のリボソーム RNA（rRNA）と22個のトランスファー RNA（tRNA）をコードする．このミトコンドリア DNA の総体がミトコンドリアゲノムである．

　核ゲノムとミトコンドリアゲノムでは異なっている点がいくつかある（**表2**）．ミトコンドリアの数は，それぞれの細胞の細胞質に数十～数百個ある．エネルギーを要する筋肉細胞や神経細胞にはとりわけ多くのミトコンドリアが存在する．また，1つのミトコンドリアには複数の環状のミトコンドリア DNA が含まれるため，1細胞内に数千個も存在する計算になる（**マルチコピー性**）．ミトコンドリア DNA は，たった16 kb（16,000 bp）くらいの小さな環状 DNA である．ミトコンドリア DNA は，核 DNA に比べて5～10倍塩基配列に置換が起きやすくなっている（**易変異性**）．核ゲノムは両親から伝わるが，ミトコンドリアゲノムはすべて母から伝わる（**母系遺伝**）．

	核ゲノム	ミトコンドリアゲノム
個数（1細胞内）	核内に2コピー（2倍体）	細胞質内に数千コピー（マルチコピー性）
大きさ	6 Gb（約60億 bp）	16 kb（16,000 bp）
形態	線状・二重らせん	環状・二重らせん
塩基置換速度	ー	核ゲノムDNAの5～10倍（易変異性）
DNA修復機能	あり	なし
タンパク質をコードする割合	約2～3％	約93％
遺伝形式	メンデルの法則に従う	母系遺伝
遺伝子数	約2万1千	13（tRNAとrRNAをあわせると37）

表2 核ゲノムとミトコンドリアゲノムの比較
『遺伝医学』第1章より．

重要語

☐ゲノム　☐遺伝子　☐染色体　☐DNA　☐アミノ酸　☐タンパク質　☐常染色体
☐性染色体　☐生殖細胞（配偶子）　☐X染色体　☐Y染色体　☐核型　☐テロメア
☐セントロメア　☐核酸　☐塩基　☐塩基配列（シーケンスあるいはシークエンス）
☐塩基対　☐二重らせん構造　☐相補性　☐遺伝子発現　☐分化　☐転写　☐RNA
☐翻訳　☐セントラルドグマ　☐エキソン　☐イントロン　☐スプライシング
☐トリプレット　☐コドン　☐開始コドン　☐終止コドン　☐リボソーム　☐tRNA
☐翻訳領域（コーディング領域）　☐エピジェネティクス　☐ミトコンドリアDNA
☐マルチコピー性　☐易変異性　☐母系遺伝

章末問題

問 以下の下線部位について間違いを正せ．

① 細胞は組織・器官・臓器によって異なる遺伝情報をもつ
② DNAは核のみに存在する
③ ゲノムDNAは1本のポリヌクレオチド鎖である
④ DNAの二重らせん構造において，A（アデニン）の対となる塩基はC（シトシン）である
⑤ mRNAには遺伝子発現を調節する領域がある
⑥ DNAにありRNAにない塩基はU（ウラシル）である
⑦ ヒトの常染色体は20対である
⑧ 女性の性染色体はXYである
⑨ 精子の染色体数は22本である
⑩ 精子の性染色体はY染色体1種類である
⑪ 性別は受精卵が着床する過程で決定される
⑫ ヒトの性は常染色体で決定される
⑬ DNAの塩基配列にもとづきmRNAがつくられることを翻訳という
⑭ RNAの塩基配列にもとづきアミノ酸がつながることを転写という
⑮ mRNAからタンパク合成が行われるのは核内である
⑯ タンパク合成が行われる細胞小器官はライソゾームである
⑰ アミノ酸をリボソームへ運ぶRNAはmRNAである
⑱ アミノ酸の種類を決めるのはmRNAの塩基配列の4つ組（コドン）である
⑲ エピジェネティクス異常はDNA塩基配列が変化する

正解はwebで➡

Unit 1 遺伝看護学の基礎
人体の成り立ちと遺伝情報

Chapter 2

多様性・継承性とゲノム

学習目標

❶ゲノムの多様性にもとづく個人の多様性について概説できる．
❷細胞周期と細胞分裂を説明できる．
❸遺伝の基本的機序を説明できる．

2-1 ゲノムの多様性 ——ゲノムから得られる情報

個人の多様性をきたす重要な要素として，ゲノムの多様性がある．ヒトのゲノム配列には，個人間で約30億塩基対のどこかに配列の変化（違い）を認め，一卵性双生児以外誰ひとりとして同じではない．国際的に決められているヒトの標準塩基配列と比べ差があるゲノムの変化（DNA配列の変化）を**バリアント**と総称する．バリアントには，GがAに置き換わるような塩基置換，塩基が失われる欠失，余分な塩基が加わる挿入や重複，そして組換えなどがある．タンパク質のコーディング領域内で1塩基が置換し，対応するアミノ酸が変わることを**ミスセンス変異**，終止コドンができることを**ナンセンス変異**とよぶ．塩基の欠失または挿入が起こり，3つの塩基（トリプレット）の読み枠がずれることを**フレームシフト変異**とよぶ（図1）．従来，一般人での頻度が1％以上となる変化を**多型**，1％未満となる変化を**変異**とよんで区別する傾向があったが，多型・変異の種類や頻度分布には集団や民族で差があり，個人群にもゲノムの多様性があるため，近年はバリアントと総称する．最近は頻度よりも，ゲノムの変化によるタンパク質の機能への影響，すなわち病的意義との関連が重要視されている．

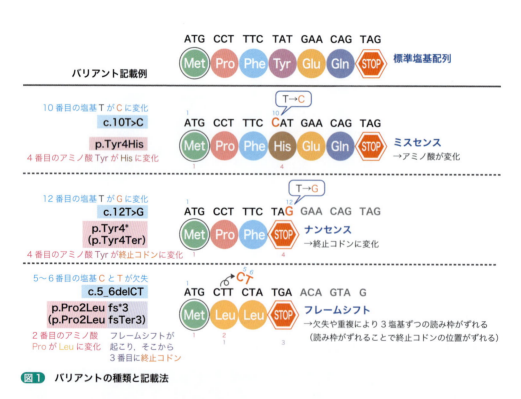

図1　バリアントの種類と記載法

ゲノムDNAを解析して得られる情報は，DNAを構成する4種類（GATC）の塩基の配列を文字列であらわす情報である**ゲノムデータ**のほか，ゲノムデータに病気の関連性（病的変異に関連する情報；遺伝子名，変異部位など）などの「解釈」を付加した**ゲノム情報**，

特にゲノム情報のうち子孫に受け継がれる**遺伝情報**（生殖細胞系列のゲノム情報；後述[3-2,3-4-1]）の3種類に分けられる（図2）．個人情報保護法では，ゲノムデータは個人識別符号にあたり，さらにゲノム情報と遺伝情報は，特に慎重な取り扱いが求められる「要配慮個人情報」であると位置付けられている．

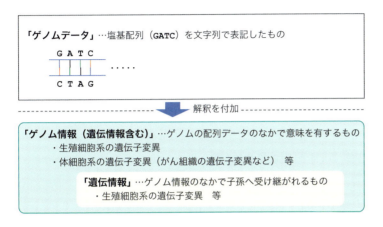

図2 ゲノムDNAを解析して得られる情報
「ゲノム情報を用いた医療等の実用化推進タスクフォース資料」（2015.11）より引用．

　近年，バリアント（多型・変異）の記載法がゲノム（DNA）レベル・タンパク質（アミノ酸）レベルの両方において，国際標準命名法〔HGVS（Human Genome Variation Society）による命名法〕として統一化された．具体的には，コーディングDNAレベルの記載法は「c.」とする．開始コドンATGのA（翻訳開始点）を1としイントロンは数えず，変化している塩基の位置を番号で示す．バリアントの種類は置換「>」，欠失「del」，重複「dup」，挿入「ins」などで表す．タンパク質レベルの記載法は「p.」とし，タンパク質N端の開始コドンであるメチオニンを1とし，ミスセンス変異は「元のアミノ酸 番号 変化したアミノ酸」，ナンセンス変異は「ter/*」，フレームシフト変異は「fs」で表す（図1）．

2-1-1 ゲノムによる多様性の指標：アレル（対立遺伝子）と遺伝型

　約2万1千の遺伝子が24種類の染色体上のどこに存在するかは厳密に決定され，基本的に個々人で異なることはない．ゲノム配列上で，ある特定の遺伝子が存在する相同染色体の部位を，**座位（遺伝子座）**という．

　両親から配偶子を通してそれぞれ1セットのゲノムを受けとることにより，私たちは計2セットのゲノムをもつ．それぞれの座位で考えると，同じ遺伝子を2個もっていることを意味する．ある座位における，配偶子由来のそれぞれの遺伝子（塩基配列）を**アレル（対立遺伝子）**という．常染色体では，1細胞内には相同染色体が2本ずつあるため，

同じ座位には父方と母方からの2種類のアレルがある．片方の相同染色体上に隣接するアレルの組み合わせがハプロタイプである（図3）．アレルの塩基配列には個人差がある部位がある．

遺伝型（遺伝子型）は，2倍体細胞において，ある1つの座位に存在する2つのアレルの組み合わせを意味する言葉である．1つの形質に対応する遺伝子のアレルをアルファベットの記号であらわすのが一般的である．仮に生殖細胞（精子・卵子）の常染色体のある座位のアレルをAかaとすると，受精卵の遺伝型はAA，aa，Aaの3種類になる．このなかでAAとaaを**ホモ接合体**，Aaを**ヘテロ接合体（異型接合体）**という（図4）．ホモは「同じ」，ヘテロは「異なる」を意味する．遺伝子の遺伝型に対応して個々で観察できる形質群を**表現型**という．

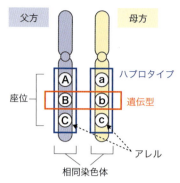

図3 アレル・遺伝型・ハプロタイプ・座位（常染色体）

ハプロタイプは，上図では「A-B-C」あるいは「a-b-c」のように，遺伝型は「Bb」のように，アレルは「C」あるいは「c」のように記載する．『遺伝医学』第1章より．

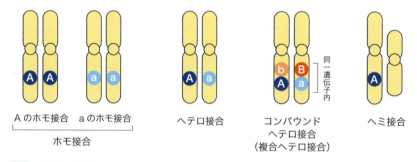

図4 接合体の種類

コンパウンドヘテロ接合については 5-2-2 を，ヘミ接合については 5-2-3 参照．『遺伝医学』第1章より．

2-2 細胞から細胞への継承：細胞分裂 ——体細胞分裂と減数分裂

核DNAのゲノム情報（ゲノムデータ）は，ヒトでは1つの受精卵から成人個人を構成する数十兆個の細胞にいたるまで同一で，一生涯変わらない．また，ゲノム情報の半分が父，半分が母から受け継がれる．個人内のそれぞれの細胞におけるゲノム情報の維持・継承は，1つの細胞（親細胞）が2個以上の娘細胞に分かれる**細胞分裂**によって起こる（図5）．核ゲノムの維持・継承は染色体レベルで行われる．

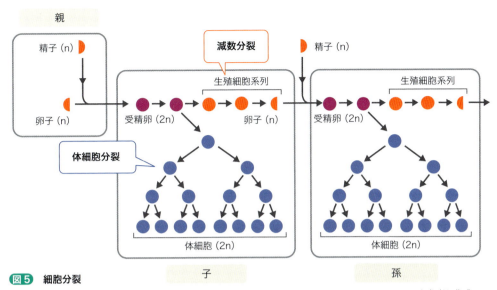

図5 細胞分裂
B Alberts, et al.：Molecular Biology of the Cell, 6th ed., GARLAND SCIENCE, 2015 を参考に作成.

細胞分裂には，**減数分裂**と**体細胞分裂**の2つがある（図6）．体細胞分裂では，娘細胞の染色体数や種類が親細胞とまったく同じ（2n）になるのに対し，減数分裂は生殖腺（精巣あるいは卵巣）でのみ行われ，生殖細胞（精子あるいは卵子）に分化する際に染色体数が半減する（n）．

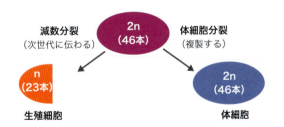

	減数分裂	体細胞分裂
生じる細胞	生殖細胞（精子・卵子）	体細胞（あらゆる組織）
DNA複製回数	1	1
分裂回数	2	1
娘細胞の個数	4	2
娘細胞の染色体数	n（母細胞の半分）	2n（母細胞と同じ）
相同染色体の対合 2-2-2	あり	なし
組換え 2-2-2	1回はある	まれ

図6 減数分裂と体細胞分裂
『遺伝医学』第1章より.

2-2-1 個人内でゲノム情報を維持する細胞分裂：体細胞分裂

受精卵は体細胞分裂をくり返して増殖し，受精卵のゲノム情報である核ゲノムはそれぞれの細胞ですべて**複製**され，私たちヒトの個人のからだをつくり上げる．

体細胞分裂の全過程を**細胞周期**といい，大きく分裂期（M期）と間期に分け，間期はさらにG_1期，S期，G_2期に分けられる．M は mitosis（体細胞分裂），G は gap（間），S は synthesis（合成）に由来する．細胞分裂を止めた細胞（例えば神経細胞）は G_0 期（休止期）の状態にある．分裂（M期）が終わった細胞は，G_1 期（DNA合成準備期）に入る．S期（DNA合成期）では DNA の複製（合成）が，DNA を合成する酵素である DNA ポリメラーゼによって行われ，結果として S 期と M 期の間である G_2 期（分裂準備期）の細胞は4倍体（4n）になる（図7）．

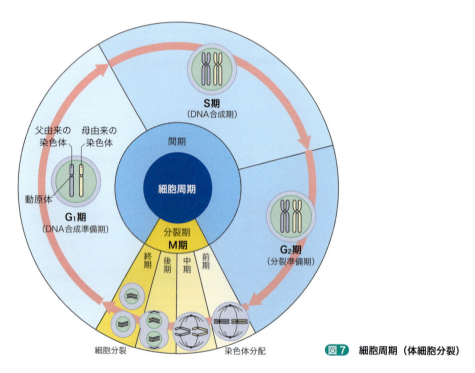

図7　細胞周期（体細胞分裂）

DNA 複製は体細胞分裂の際に，一方のヌクレオチド鎖を鋳型として DNA ポリメラーゼにより 5′→3′ 末端の向きに正確に行われる（**半保存的複製**）結果，2つのまったく同一の二本鎖がつくられる．そして新しくできあがった2組の二本鎖は1つずつ2つの細胞に受け継がれ，個体内のゲノム配列が細胞間で同一に保存される．これにより，個人内での遺伝情報の「**不変性**」（一生，全身の細胞で変わらない）が保たれる．

染色体末端の DNA にあるくり返し塩基配列（テロメア DNA）は，細胞が分裂するとき DNA ポリメラーゼでは完全には複製されず，徐々に失われる．テロメアの短縮が限界に達すると，細胞はもはや分裂できなくなる．

2-2-2 体細胞分裂によるDNA損傷・修復

ゲノム上の変化は両親から受け継ぐものだけでなく，受精後に新たに（後天的に）生じる**変異**がある．変異は，染色体レベル[7-1]，塩基配列レベルでみられる．

体細胞で生じる変異（**体細胞変異**）は，正常なDNA合成に伴い生じる（DNA複製の際に一定の確率でミスが起こる）ほか，環境要因（紫外線，放射線，活性酸素，化学物質等）により生じる．塩基の置換や異常な修飾，DNA鎖の切断等があり，まとめてDNA損傷とよばれる．細胞には，さまざまな原因で発生したDNA損傷を元の状態に戻す**DNA修復機構**が備わっている．しかしDNA損傷の頻度が増え，細胞の修復能力を超過すると，ゲノム情報の誤りが蓄積する．細胞がそれに耐えられなくなると，結果として，老化，細胞死（アポトーシス）あるいはがん化につながる．

2-2-3 次世代へゲノム情報を継承する細胞分裂：減数分裂

ヒトの核内にある染色体は23対（46本）あり，2本ある各染色体は父と母から半数（1本ずつ）ずつ受け継がれる．父由来の精子や母由来の卵子といった生殖細胞の染色体は，減数分裂により体細胞の半数（23本）になっている．減数分裂では第一減数分裂と第二減数分裂が連続して行われる（図8）．精子と卵子の受精により形成される受精卵では，23本＋23本で元の染色体数（46本）となり一定の染色体数が保持される．このように染色体という形をとって核DNAの遺伝情報は親→子→孫へと代々受け継がれ，家系内での遺伝情報の「共有性（継承性・遺伝性）」が保たれる．なお父母から1本ずつ受け継ぐはずの染色体が，片方の親から2本受け継がれた状態を片親性ダイソミーとよぶ．

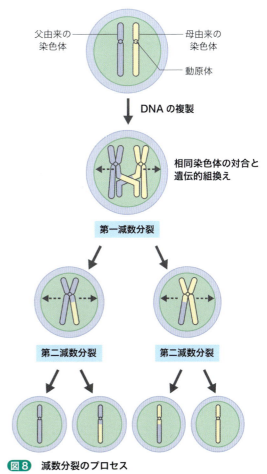

図8 減数分裂のプロセス
対合と組換えについては 2-2-4 で後述．

2-2-4 生殖細胞形成：減数分裂によるゲノム分配と継承

配偶子の成熟分化過程は精子と卵子でほぼ同じだが，時間経過が異なる．女性の卵子形成過程の大部分は胎児期に終了する（図9）．

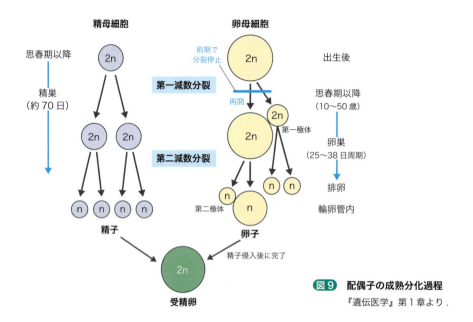

図9　配偶子の成熟分化過程
『遺伝医学』第1章より．

　卵子のもとになる細胞は卵母細胞とよばれ，出生前の胎児期に減数分裂がはじまり，途中の第一分裂前期で停止したまま長期の休止期に入る．思春期になり初経を迎えた後は，月に1度ずつ，排卵直前に1つの卵母細胞が十年〜数十年の休止から覚めて第一分裂を再開し，さらに第二分裂中期で染色体が半数のn（23本）になった状態に至って排卵する．すなわち，20歳時の排卵と40歳時の排卵では20年の時間差があり，排卵された卵子の老化程度は異なる．卵子に精子が侵入すると，減数分裂の第二分裂が再開・完了し，受精卵となって胚発生を開始する．減数分裂における2回の分裂を通して，卵母細胞1個から1つの卵子と3個の極体を生じる．

　精子のもとになる細胞は精母細胞とよばれ，1個の精母細胞から減数分裂による2回の分裂を通して合計4個の精子が形成される．精母細胞からの精子形成に思春期以降休止期間はなく，一生つくり続けられる．精母細胞から精子がつくられるのには平均約70日を要し，毎日約1億個の精子が形成される．

　配偶子（精子や卵子）を形成する第一減数分裂時には，同じ番号の1対（2本）の相同染色体（1本は父由来，他方は母由来）が1組となって平行に並ぶ対合が起き，父方と母方の相同染色体の間で染色分体が**交叉**する（図10）．交叉が起きた位置では2本の染色分体の部分的な交換が生じる（**組換え**）．ヒトでは相同染色体が23対あるので，組換えがないとしても，それぞれの生殖細胞（精子・卵子）中の染色体の組み合わせは2^{23}すなわち8,388,608通り生じる．これらの卵子と精子が受精して生じる受精卵の染色体の組み合

わせは，$2^{23} \times 2^{23}$通りとなり，実際には組換えがあるために多様性はさらに膨大となる．このような染色体の組み合わせによる多様性が，兄弟姉妹においても見た目や気質といった形質に違いがある原因の1つである．

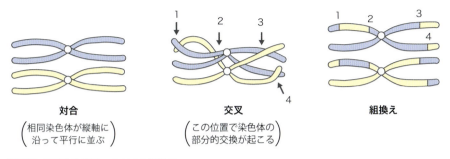

図10 相同染色体間での交叉の組換え
『遺伝医学』第1章より．

　減数分裂により生殖細胞の核ゲノムは細胞間で均等にn（23本の染色体）で分配されるが，細胞質は細胞間で不均等に分配される．精子には細胞質がほとんどなく，卵子には細胞質が豊富である．そのため新たに形成された受精卵の細胞質は卵由来となり，細胞質に含まれるミトコンドリアDNAは卵子，すなわち母親由来となる（**母系遺伝**）．

2-3 遺伝子継承の規則：メンデルの法則

　メンデルの法則は，親の形質が子や孫に継承するとき，ある規則性に則ることをグレゴール・ヨハン・メンデルが見出したもので，その規則性の源を遺伝子とした．メンデルの法則は，**分離の法則**，**独立の法則**，**顕性の法則**の3つからなり，エンドウマメで発見されたものだがヒトでも適用される（表1）．

法則名	関係性	例外
分離の法則	遺伝型とアレル（配偶子形成時）	片親性ダイソミー
独立の法則	複数の座位間	連鎖
顕性の法則	遺伝型と表現型	ゲノム刷り込み，共顕性

表1 メンデルの法則
『遺伝医学』第1章より．

2-3-1 メンデルの法則① 分離の法則

　分離の法則は，生殖細胞形成時の遺伝型とアレルに関する法則である．常染色体上の遺伝型を構成する2つのアレルは，生殖細胞形成時の減数分裂により分離される．それぞれの生殖細胞には同じ確率で1個のアレルのみが含まれ，次世代に伝えられる．生殖細胞の接合（受精）によって生じた受精卵では，新しくアレルが組み合わされた遺伝型が構成される．

例えば，遺伝型 Aa の個人〔雑種第一世代（F_1 と表記）〕からつくられる配偶子は，A をもつものと a をもつものが 1：1 で存在する．F_1（Aa）どうしを交配させ，雑種第二代（F_2）の受精卵の遺伝型とその比率（分離比という）を調べると，AA：Aa：aa＝1：2：1 となる．

分離の法則は親の遺伝型から推定される配偶子のアレルを縦横に配置したマトリクス図（4分割図）を用いると，次世代（子）の遺伝型パターン，表現型や分離比を理解しやすくなる（図11）．

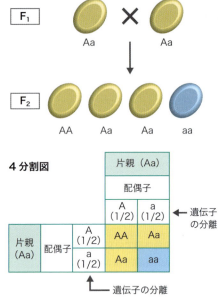

図11 分離の法則：F_1 同士の交雑による F_2 世代の形質

黄色と青の違いについては 2-3-3 で解説．
『遺伝医学』第2章より．

2-3-2 メンデルの法則② 独立の法則

独立の法則は複数の座位間の遺伝子の関係についての法則である．独立の法則によれば，2つ以上の異なる形質に関する遺伝子は，生殖細胞形成の際にそれぞれ遺伝子に独立して分離する．

例えば，A または a のアレルをもつ座位と，B または b のアレルをもつ座位を考えた際，AaBb という遺伝型をもつ個人がいたとする．Aa と Bb は独立に生殖細胞へと受け継がれるので，生殖細胞のもつアレルのパターンは AB，Ab，aB，ab の4種類となり，その比率は1：1：1：1になる．仮に A と B，a と b が同じ染色体上に存在し近接すると，生殖細胞のアレルのパターンは AB と ab だけになる．このような条件が**連鎖**とよばれ，独立の法則の例外として扱われる（図12）．

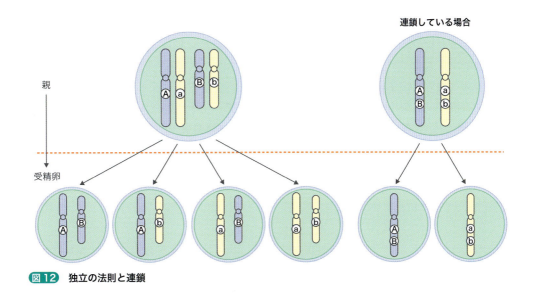

図12 独立の法則と連鎖

2-3-3 メンデルの法則③
顕性の法則〔顕性(優性)・潜性(劣性)〕

　メンデルの顕性の法則は，遺伝型と表現型の対応に関する法則である．1遺伝子で制御される形質(色，形など)において，異なる形質をもつ個体どうしが交配した(1遺伝子雑種という)，雑種第一代(F_1)に現れた形質を**顕性(優性)**といい，現れなかった形質を**潜性(劣性)**という．顕性，潜性は形質の発現の有無(表現型)で決まり，遺伝子の優・劣ではない．

　顕性アレルを大文字A，潜性アレルを小文字aであらわすと，遺伝型はAA（顕性ホモ），Aa（ヘテロ），aa（潜性ホモ）の3種類となる．顕性の法則は，顕性ホモ個体(AA)と潜性ホモ個体(aa)を交配して生じた雑種第一代(F_1)の遺伝型はAaとなり，顕性(A)の形質のみが現れ潜性(a)の形質が現れないことを示す．

　減数分裂のしくみが明らかな現代においては，AAの個体からはAの受精卵，aaの個体からはaの受精卵のみがつくられ，両親がAAとaaの場合，それぞれの生殖細胞はAもしくはaをもつため，子どもは全員Aaとなるというメカニズムによりこの法則が理解可能である(図13)．

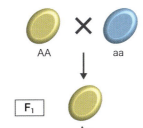

表現型	遺伝型
黄色	AA 顕性ホモ
黄色	Aa ヘテロ
青色	aa 潜性ホモ

図13 顕性の法則
『遺伝医学』第2章より．

　図11の遺伝型に顕性の法則を適合すれば，表現型の割合が黄：青＝3：1〔(AA＋Aa)：aa〕として現れる．

重要語

☐ゲノムデータ　☐ゲノム情報　☐遺伝情報　☐バリアント　☐多型　☐変異
☐ミスセンス変異　☐ナンセンス変異　☐フレームシフト変異　☐座位
☐アレル（対立遺伝子）　☐遺伝型（遺伝子型）　☐表現型　☐ホモ接合
☐ヘテロ接合（異型接合）　☐細胞分裂　☐減数分裂　☐体細胞分裂　☐複製
☐細胞周期　☐半保存的複製　☐不変性　☐DNA修復機構　☐メンデルの法則
☐分離の法則　☐独立の法則　☐顕性の法則　☐顕性　☐潜性　☐連鎖

章末問題

問 以下の下線部位について間違いを正せ．

① <u>アジア人</u>の塩基配列から変化していることがバリアントである
② 遺伝子の変化が<u>生じると必ず病気の原因となる</u>
③ DNAは体細胞分裂の<u>後</u>に複製される
④ 細胞分裂時のDNAの複製は<u>保存的複製</u>である
⑤ テロメアは細胞分裂に伴って<u>伸長</u>する
⑥ 日常生活で暴露される<u>赤外線</u>，放射線，活性酸素，化学物質はDNA損傷の原因となる
⑦ DNAに損傷を加える抗がん剤はがん細胞を<u>正常化する</u>
⑧ 配偶子形成の分裂を<u>体細胞分裂</u>という
⑨ <u>体細胞分裂</u>は精子や卵子を形成する
⑩ 1つの精母細胞から<u>1つ</u>の成熟精子ができる
⑪ 染色体はDNAが倍化した後の<u>間期</u>に見られる形態である
⑫ 1個人あるいは1細胞中のアレルの組み合わせを<u>表現型</u>という
⑬ <u>複数の遺伝子によって支配される遺伝形質</u>をメンデル形質という
⑭ メンデルの法則は顕性の法則，分離の法則，<u>連鎖</u>の法則からなる
⑮ ヘテロ接合体（Aa）でアレルAの形質が表現型に現れる場合，Aはaに対して<u>潜性</u>である

正解はwebで→

Unit 1 遺伝看護学の基礎
疾病の成り立ちと遺伝情報

Chapter 3

疾病の成り立ちとゲノム──遺伝性疾患

学習目標

1. 主な遺伝性疾患を分類できる．
2. 生殖細胞系列変異と体細胞変異の違いを説明できる．
3. がんの原因や遺伝子変化を説明できる．
4. 遺伝学的検査や体細胞遺伝子検査の目的と適用を説明できる．

3-1　遺伝性疾患

　遺伝性疾患とは，ゲノム・遺伝子の変化による体の中のタンパク質の量や質の変化が原因となって生じる疾患の総称である．原因により，**単一遺伝子疾患**（メンデル遺伝疾患），**染色体異常症**，**多因子遺伝疾患**，**ミトコンドリア遺伝病**，**体細胞遺伝病**，**エピジェネティクス異常**に分けられる（表1）．

分類	原因	特徴
単一遺伝子疾患（メンデル遺伝疾患）	核ゲノム上の単一遺伝子	メンデルの法則に則る
染色体異常症	染色体レベル	数的異常（異数性）あるいは構造異常による
多因子遺伝疾患	遺伝要因や環境要因	複数の遺伝子が関係する
ミトコンドリア遺伝病	ミトコンドリアDNAの異常	原因遺伝子はミトコンドリア内にある
体細胞遺伝病	体細胞における変異	異常領域は，1遺伝子レベルから染色体レベルまである
エピジェネティクス異常	DNA修飾異常	DNA配列変化はない

表1　原因にもとづく遺伝性疾患の分類
『遺伝医学』第2章より．

単一遺伝子疾患　核ゲノムにある1つの遺伝子に生じた異常が原因で生じる疾患で，メンデルの法則に則るためメンデル遺伝疾患ともいわれる[Chapter5, 10, 11, 12, 14]．

染色体異常症　染色体レベルの変化が原因となり生じる疾患で，染色体の数的異常（異数性），あるいは構造異常に分かれる[Chapter7, 10, 11]．

多因子遺伝疾患　遺伝要因だけでなく環境要因を含めた複数の要因が組み合わさって発症する疾患で，多くの場合，関わる遺伝子も複数である[Chapter6, 10, 13]．

ミトコンドリア遺伝病　ミトコンドリアにあるDNAの異常が原因で生じる疾患である．ミトコンドリアの機能低下により発症する疾患をミトコンドリア病と総称する．ミトコンドリア病の原因となる遺伝子は，ミトコンドリアDNAだけでなく，核DNAにも存在する．ミトコンドリアDNAが原因のものを特にミトコンドリア遺伝病という[Chapter6]．

体細胞遺伝病　体の一部の細胞（体細胞とよぶ）における体細胞変異が原因で生じる疾患〔特に**腫瘍（がん）**〕である．体細胞のゲノム異常は遺伝子の1塩基の変化から染色体レベルまで認められる[Chapter14]．

エピジェネティクス異常　DNA配列の変化はないまま，DNAの修飾（DNAのメチル化や高次構造）の変化が原因で発症する[Chapter1]．

3-2 病的変異
——生殖細胞系列変異と体細胞変異の違い

遺伝子内に認められるDNA配列の変化(バリアント)のなかで,タンパク質の機能への影響が大きいものは遺伝性疾患の発症につながる.このようなバリアントは**病的変異**とよばれる.ただし,病的変異を有しても遺伝形式,変異を有するアレル数,もう片方のアレルとの関係から必ずしも発症につながるわけではない.私たちは誰もが,発症はしていなくても10以上(最近では100以上とする説もある)の病的変異をヘテロで有する保因者である[4-3].

遺伝性疾患を引き起こす病的変異には,受精卵の時点から存在して全身の細胞に受け継がれ一生変わらない**生殖細胞系列変異**と,受精後もしくは出生後に後天的に一部の体細胞に変異が生じる**体細胞変異**があり,後者はがんに代表される(図1).生殖細胞系列変異は,精子あるいは卵子を経由して次の世代へと受け継がれる可能性がある.特に生殖細胞で新たに起こり,生児に受け継がれる生殖細胞系列変異を**新生変異**という.一方,体細胞変異は特定の細胞(例えばがん細胞)にのみ認められ1世代限りであり,次の世代に受け継がれない.

ゲノム(染色体・DNA)は親から子(子孫)に受け継がれるため,遺伝情報は家系内で共有される.一方で,「ゲノムの変化による疾患(遺伝性疾患)」と「家系内で継承(遺伝)しうる疾患」を区別して理解し,扱うことが,遺伝医学の正しい理解の第一歩である.

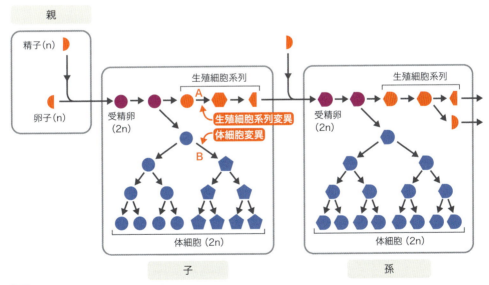

図1 生殖細胞系列変異と体細胞変異
Aで生じた生殖細胞系列変異(○→○)は子から孫へ受け継がれるが,Bの体細胞変異(○→○)は子の代限りである.○や○は便宜上の表現であり,変異により形質が変わるかは場合による.B Alberts, et al.: Molecular Biology of the Cell, 6th ed., GARLAND SCIENCE, 2015を参考に作成.

3-3 がんと遺伝子変異

がんの発生と進展はきわめて複雑であるが，大部分のがんは年齢を重ねるにつれて後天的に生じた遺伝子の変化(体細胞変異)が積み重なり，段階的にがんとしての性質を獲得する**多段階発がん**とよばれる機構で発症する(図2).

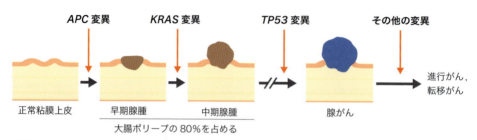

図2 多段階発がん（大腸がんを例に）
『遺伝医学』第2章より．

がんの発生や進展に直接関係する遺伝子をがん関連遺伝子と総称する．がん関連遺伝子は，遺伝子産物の活性過剰か不足により発がんに関連するもので，**原がん遺伝子**，**がん抑制遺伝子**，**DNA修復遺伝子**の3種類に分けられる(表2)．がん関連遺伝子の機能を車に例えると，原がん遺伝子はアクセル，がん抑制遺伝子はブレーキ，DNA修復遺伝子はメンテナンスとなる．それぞれに異常をきたすと，車の暴走，つまりがん化が起きる．

がん関連遺伝子	イメージ	変異アレル	変異による機能変化	関連用語
原がん遺伝子	アクセル	1回（片側）	機能獲得（活性化）→がん遺伝子	ドライバー遺伝子，ゲートキーパー遺伝子
がん抑制遺伝子	ブレーキ	2回（両側）	機能喪失	
DNA修復遺伝子	メンテナンス	2回（両側）	機能喪失	ケアテイカー遺伝子

表2 がん関連遺伝子の比較
『遺伝医学』第2章より．

がん関連遺伝子の病的変異は，多くのがんではがん細胞のみに認められる体細胞変異である．一方，がん関連遺伝子の変異が親の精子あるいは卵子を経由して継承され，受精卵の時点から存在することが要因となって（生殖細胞系列変異）がんを発症する場合，**遺伝性腫瘍**という．遺伝性腫瘍の臨床的特徴として，①家系内集積性，②若年発症，③多重がん，④両側性がんがある(表3).

1. 家系内集積性	家系内，特に第一度近親（親・子・同胞）に関連腫瘍患者がいる．
2. 若年発症	一般のがんよりも若くしてがんになりやすい．
3. 多重がん	同一個体で1つの臓器にいくつもがんが生じる，いくつかの臓器に別々にがんが発生する．
4. 両側性がん	両側に1つずつある臓器（例えば，乳腺，卵巣，腎臓，副腎など）では両方ががんになってしまう．

表3 遺伝性腫瘍の特徴
『遺伝医学』第2章より．

3-4 遺伝学的検査（生殖細胞系列遺伝子検査）と体細胞遺伝子検査 ── 検体の選択

病的変異のうち，生殖細胞系列変異は**遺伝学的検査**，体細胞変異は**体細胞遺伝子検査**で検出する（表4）．

生殖細胞系列変異は個人を形成するすべての細胞に共通して存在する．生殖細胞系列変異を明らかにする遺伝学的検査には，末梢血，皮膚線維芽細胞，毛髪，爪，口腔粘膜など，人体を構成するどの細胞のゲノムでも用いることが可能である．

体細胞変異は受精後もしくは出生後に体細胞において後天的に獲得される遺伝子変異であり，主としてがん細胞にみられ，次世代に受け継がれることはない．体細胞変異を明らかにする体細胞遺伝子検査では，腫瘍化した組織，もしくは細胞を用いる．DNAを調べることで主に変異（＝遺伝子の"質"の変化）が，RNAを調べれば遺伝子の転写"量"の変化が，それぞれわかる．がん細胞を用いて後天的に起こった遺伝子変異，遺伝子発現の違いや染色体異常を明らかにする目的の検査においても，生殖細胞系列の遺伝情報が発見される可能性がある．

	遺伝学的検査	体細胞遺伝子検査	
	生殖細胞系列の多様性（遺伝子多型）の検出	体細胞変異の検出	遺伝子発現解析
遺伝子変化細胞	すべての細胞	一部，病変部の細胞（がん細胞）	
解析対象（ヒト検体）	血液（白血球）で可能	がん細胞	
解析対象（核酸）	ゲノムDNA	ゲノムDNA	RNA
変化持続期間	一生変化しない	変化する	
次世代との情報共有	共有する	共有しない	
対象遺伝子変化	質（変異・多型）	質（変異）・量	量

表4　遺伝学的検査と体細胞遺伝子検査
『遺伝医学』第3章より．

3-4-1 遺伝学的（生殖細胞系列）検査で得られる遺伝情報

遺伝学的検査で得られる生殖細胞系列の情報（遺伝情報）は，本人における「**不変性**」，家系内における「**共有性（継承性・遺伝性）**」，将来の健康上の問題の「**予見性**」，病的意義などの判断が変わりうり個人差もある「**あいまい性**」という4つの特性をもつ．生殖細胞系列の遺伝学的情報が漏えいなどで不適切に扱われた場合には，検査を受ける人およびその血縁者に社会的不利益がもたらされる可能性がある（表5）．

①不変性	・本人において遺伝情報は生涯変化しない
	・検査は1度でよい
②共有性（継承性・遺伝性）	・遺伝情報は家系内で一部共有する
	・もし遺伝子変異があれば，家系内での変異部位は同一である
	・家系内で1人の情報がわかれば，他の構成員の検査は容易になる →発症前診断，出生前診断
③予見性	・未来を予測する可能性がある
④あいまい性	・結果の病的意義の判断が変わりうる
	・病的変異から予測される発症の有無，発症時期や症状，重症度に個人差がありうる
	・医学・医療の進歩とともに臨床的有用性が変わりうる

表5 遺伝情報の特性
『遺伝医学』第6章より改変．

　原因が単一である遺伝性疾患（例えば単一遺伝子疾患や染色体異常）に対する遺伝学的検査は，対象者の発症状況により分類される．また，すでに発病した患者を対象とした病気の原因を確定する確定診断だけでなく，患者の血縁者で症状のない方を対象として将来の発症の可能性を検査する**発症前診断**，胎児の罹患可能性を調べる**出生前診断**[11-2]，変化を有するが発症しない者の診断（**保因者診断**）も可能となる．家系内での遺伝学的な情報がわかっているかどうかにより解析部位や方法が異なる．検査の実施にあたっては，本人だけでなく家系内の血縁者に対する配慮，また**倫理的・法的・社会的課題**（**ELSI**）[chaper15]や検査精度に対する配慮も必要となる．これらは，医療体系としては「遺伝診療」にあたる．

3-5　ゲノム解析の手法──解析する大きさ

　ゲノム解析は，得られる結果の大きさ（ゲノム内の単位）として1塩基レベル，遺伝子レベルから染色体レベルまでがあり，それぞれの精密さは異なる．精密さの違いにより，扱う検体・解析手法も異なる．染色体レベルの解析（**染色体検査**[7-3]）では検体は「細胞」単位で評価される．一方，1塩基レベル，遺伝子レベルの解析では「核酸」を検体として扱い，**遺伝子関連検査**とも称されている．遺伝子関連検査とは，体細胞の遺伝子検査，遺伝学的検査（生殖細胞系列の遺伝子検査），病原体の遺伝子検査を含めた総称である（図3）．

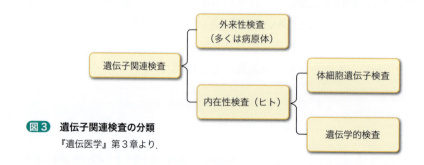

図3 遺伝子関連検査の分類
『遺伝医学』第3章より．

末梢血を検体として用いる場合，遺伝子関連検査の解析目的により抗凝固剤が異なる．DNA解析のためにはクエン酸NaやEDTAが使用される．染色体解析をする場合，抗凝固剤としてヘパリン入り採血管で採血する．抗凝固剤EDTAは，染色体解析のための採血には不適である．

　ゲノムの精密さは目的地を探す際の地図の規模に例えられる．すなわち，「遺伝子や塩基レベル」は市区町村（例えば東京都文京区）や番地を探すなら詳細な地図，「染色体レベル」は国（例えば日本）を探すなら世界地図といったように，目的地のスケールにあわせて地図の種類を選択するのと似ている．世界地図（染色体検査）では市区町村・番地（塩基レベル）を探せないように，ゲノムを用いた検査を実施する際には，どの精密さで解析を行うかを適切に選択することが重要である（図4）．

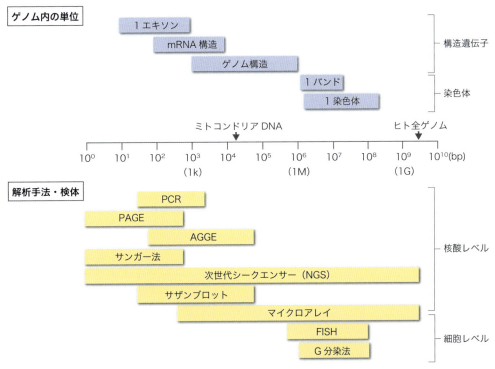

図4 遺伝情報（染色体・遺伝子など）の大きさと解析方法
PAGE：（ポリアクリルアミドゲル電気泳動），AGGE：（アガロースゲル電気泳動）．
『遺伝医学』第3章より．

　核酸であるDNAを構成するヌクレオチドの結合順序，すなわち塩基配列の決定（「解読」）は，遺伝子レベルの解析における基本的な作業の1つで「**DNAシークエンス/DNAシーケンス**」という．採取した組織に含まれる核酸には解析目的の遺伝子は少量しか存在しないため，遺伝子や遺伝型を調べるためには，まずDNAの増幅を行う．**PCR**（ポリメラーゼ連鎖反応）法は，DNA内のある特定領域を増幅する方法として知られてい

る.遺伝子解析技術の発展により,これまでの塩基解読のスピードを凌駕する**次世代シークエンサー（NGS）**が登場し,大量の出力データを短時間で手に入れることもできるようになった．それにより,ゲノム解析といっても一部の遺伝子を調べることが限界だったものが,今ではゲノム全体,エキソン全体(エキソーム)におよぶ網羅的解析が可能になってきた．

重要語

- ☐遺伝性疾患　☐単一遺伝子疾患　☐染色体異常症　☐多因子遺伝疾患
- ☐ミトコンドリア遺伝病　☐体細胞遺伝病　☐エピジェネティクス異常
- ☐病的変異　☐生殖細胞系列変異　☐新生変異　☐体細胞変異　☐多段階発がん
- ☐がん関連遺伝子　☐原がん遺伝子　☐がん抑制遺伝子　☐DNA修復遺伝子
- ☐遺伝性腫瘍　☐遺伝子関連検査　☐遺伝学的検査　☐体細胞遺伝子検査
- ☐不変性　☐共有性（継承性・遺伝性）　☐予見性　☐あいまい性
- ☐確定診断　☐発症前診断　☐出生前診断　☐保因者診断
- ☐倫理的・法的・社会的課題（ELSI）　☐染色体検査
- ☐PCR　☐DNAシークエンス　☐次世代シークエンサー（NGS）

章末問題

問 以下の下線部位について間違いを正せ．

① 1つの遺伝子に生じた異常が原因で生じる疾患を<u>染色体異常症</u>という

② 遺伝性疾患の発症に関わる変異を特に<u>多型</u>という

③ 私たちは誰もが常染色体劣性遺伝疾患原因遺伝子の病的変異を<u>ホモ</u>で有する保因者である

④ <u>体細胞変異</u>は受精卵の時点から存在して全身の細胞に受け継がれ一生変わらない

⑤ 正常細胞にはないががん細胞にみとめられる遺伝子の変化は子どもに<u>受け継がれる</u>

⑥ 後天的に生じた<u>ウイルス感染</u>が積み重なりがんが発症する機構を多段階発がんとよぶ

⑦ <u>生殖細胞系列変異</u>は疾患病変部・組織に限局し病状と共に変化しうる

⑧ がん抑制遺伝子が<u>増幅</u>すると発がんする

⑨ 病的変異を有するが生涯発症しない者の診断を<u>発症前診断</u>という

⑩ 医学・生命科学研究において研究を行う過程あるいは研究の結果生じる倫理的，法的，および<u>個人的</u>な課題をELSIとよぶ

⑪ <u>体細胞</u>の遺伝子検査を特に遺伝学的検査をよぶ

⑫ がん細胞を用いて後天的に起こった遺伝子変異を明らかにする目的の検査で，生殖細胞系列の遺伝情報が発見される<u>可能性はない</u>

⑬ DNA内の特定領域を増幅する方法として<u>次世代シークエンサー</u>が用いられる

⑭ 遺伝情報には，本人における<u>可変性</u>，家族における<u>分散性</u>の特性がある

⑮ 遺伝性腫瘍ではがんの発症年齢は<u>遅く</u>なる

正解はwebで→

Unit 1　遺伝看護学の基礎
疾病の成り立ちと遺伝情報

Chapter 4

家族歴と家系図

学習目標
❶ 家族歴を聴取し，家系図を作成，評価できる．
❷ 遺伝性疾患における未発症者，保因者の位置づけを説明できる．

4-1 遺伝性疾患の特徴
——表現型と家族集積性

遺伝性疾患には，疾患に特徴的な症状（表現型）や**家族集積性**（後述）を認めることがある．

多くの遺伝性疾患で，症状は複数の臓器や器官に出現する．さらに，同じ遺伝性疾患の患者間で併発する症状の組み合わせや好発年齢といった臨床経過や予後（**自然歴**）は共通する傾向が高い．そのため，疾患の概念も確立し客観的な指標にもとづく診断基準・重症度分類を有する遺伝性疾患も多い．ときに，頭蓋顔面や四肢（頭部・眼囲・外耳・鼻・口囲・手足）に特徴的な形態変化を伴い，治療を必要としない程度の小さな形態異常でも重要な指標となりうる．一方，1つの疾患において症状の程度（表現型，ときに重症度）は，同じ原因遺伝子でも変異部位（遺伝型）により異なることがある（遺伝型・表現型連関）．患者の診察や病歴を聞くときには，該当疾患における関連する他の症状の既往や指標にも気を配る必要がある．

家系内の**血縁者**では遺伝情報が共有されるため，外見が似るのと同様に，特定の遺伝性疾患に罹る傾向も高くなることがある（**家族集積性**）．一方，家族集積性のない遺伝性疾患もある（表1）．また，頻度が高い疾患（例えばがん）では，家族のなかに同じ病気が複数名いても（家族集積性があっても），必ずしも遺伝性（原因が継承する）とは限らない．親の特徴が子に受け継がれる（継承される）現象を，日本語では「遺伝する」と表現する．しかし体細胞遺伝病のように，遺伝性疾患を引き起こすゲノムの変化が，必ずしも親から子（子孫）に受け継がれるわけではない疾患にも「遺伝」の名称が用いられることに注意が必要である．したがって，遺伝性疾患を検討する際には，患者本人だけでなく，家族構成や家系内構成員の症状の有無といった家族歴の聴取や，家族歴を図式化した家系図の作成が，重要な作業となる．

分類	家族集積性（遺伝情報を家系内に継承する可能性）
単一遺伝子疾患（メンデル遺伝疾患）	あり（メンデルの法則に準ずる）
染色体異常症	数的異常（異数性）が原因の場合：少ない 構造異常が原因の場合：あり
多因子遺伝疾患	あり
ミトコンドリア遺伝病	母系遺伝
体細胞遺伝病	なし
エピジェネティクス異常	原則なし

表1 遺伝性疾患の分類による家族集積性
『遺伝医学』第2章より．

4-2 近親度：家系内での遺伝情報共有割合

　家系構成員の間で遺伝情報をどのくらい共有しているかを把握することは，再発リスクを検討する際に重要となる．**近親婚**とは，共通の祖先をもつ者どうしの婚姻関係である．家系構成員の遺伝的な関係の程度は**近親度**という指標であらわされる．本人の親・子・同胞は**第一度近親**とよばれ，それぞれ遺伝情報を1/2ずつ共有する．第二度近親は祖父母，孫，おじ・おば，おい・めい関係で，1/4の遺伝情報を共有する．第三度近親となるいとこは1/8の遺伝情報を共有する（表2）．

表2　親等と近親度による遺伝情報の共有
『遺伝医学』第2章より．

家系内での関係	遺伝情報の共有割合	近親度	親等
一卵性双生児	1	—	
親・子	1/2	第一度近親	一親等
同胞（兄弟・姉妹）			二親等
祖父母，孫	1/4	第二度近親	
おじ・おば，おい・めい			三親等
いとこ	1/8	第三度近親	四親等

　一方，わが国では法律用語で親等という語が広く用いられ，一親等は親子，兄弟は二親等になる．しかし，親子間と同胞（兄弟・姉妹）間の遺伝情報の共有割合は同じく1/2であり，親等は遺伝情報の共有割合とときに一致しない．

4-3 家族歴

　家族歴は，本人だけでなく家系内の構成員が過去に罹ったことのある疾患（既往歴），または現在罹っている疾患（現病歴）に関する情報をまとめたものである．家族歴を把握することは，特定の疾患に関する正確な診断の助けとなり，家系内の遺伝的リスクの有無（遺伝的予後）や，発症する割合（再発率）を算定するために役立つ．疾患によっては，発症予防につながる（表3）．

- 家系図の必要性を説明する（なぜ，家族歴を聴くのか）
- 少なくとも3世代（両親・兄弟姉妹・配偶者・子・祖父母・おじ・おば・甥・姪・孫）について家族歴を聴く
- 現在問題になっている疾患に関係のある事項だけでなく，関係ないと思われてもできるだけ情報を詳細に集める
- 流産・死産・新生児期あるいは乳児期などに死亡した人の情報は抜けやすいが重要な情報
- 関係ないように思われても，実は関係していることもある（症状に個人差のある疾患の場合など）

表3　家族歴を聴く時のポイント
　必ずしもすべての情報を聴かなければいけないわけではない（言いたくないことや忘れていたり，知らないこともある）．いつ・誰が聴いたのかを書いておくと後で便利！　最初から，きれいな家系図でなくてよい．

家族歴の聴取では，少なくとも3世代の家系内メンバーの構成，それぞれのメンバーの病歴(目的の疾患の有無や発症年齢)を確認する．家系内に存在する同じ疾患に罹患した人，罹患していない人の数は，重要な情報となる．また，時間を経るに従い，家系内メンバーの構成や疾患の発病や病状が変わることから，家族歴は定期的に更新する必要がある．

　家族歴は疾患によっては診断に向けた重要な鍵となる．よって医療者は診療上必要と判断すれば，本人や家族の医療情報を収集することや家族歴の聴取を当然と考える．一方，家系情報を聴取された方にとっては，病気のことや家族歴は個人情報であり，まして他人(ときに家族内であっても)に知られたくないと考える場合もある．家族歴聴取の重要性の理解を促し，得られた医療情報(個人情報でもある)は本人の同意を得ずに共有されることはないと説明し，安心して話ができる環境をととのえることも重要である．

4-4 家系図

　家系図は，家族歴で得られた情報から，家系内構成員において表現型や遺伝型がどのように伝達されているかを統一された手法(記号や線)で記載したものである．一目で家族構成，構成員関係を把握できるため，医療者間で共有しやすく正確な診断の助けになる．家系図を用いて各世代の罹患者のパターンを評価することは，遺伝性疾患の可能性や遺伝形式を推定し，正確な予後や再発率を算出する助けとなる(表4)．一方，人間関係や同居などの社会的情報を付記した図をジェノグラム(世帯関係図，家族図)として使い分けている．

- その時の患者と家族との関係性（家族構成）が一目で判明（医療者間の情報伝達の促進）
  - 診断や遺伝学的検査を行っているかの情報
  - 妊娠，出産，流産など家族計画に対する情報
- 患者・家族と医療者(看護師など)間の信頼関係構築の促進
- 患者の理解の確認（患者教育）
- 診断の補助
- 予後の推定
- 遺伝形式の推定（遺伝的要因か否か）
- リスクがある家族の判明

表4 家系図を書く目的・意義

　家系図の記載では，構成員をあらわす「個体記号」と家族関係を示す「線」が重要である(図1)．記号では，各構成員の性別の区別・罹患の有無がわかり，線では，世代間，世代ごとの構成員の関係がわかる．古い世代を上に新しい世代を下に記載する．(原則的に)年長者を左に記載する．世代番号は家系図の左に大文字のローマ数字で，各世代の個人を示す番号(個人番号)はアラビア数字で示す．

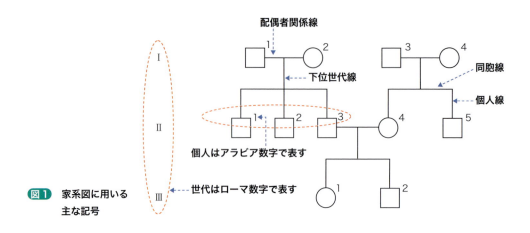

図1 家系図に用いる主な記号

まず「個体記号」は個々の家系構成員の状況を示す．男と女はそれぞれ□と○で区別し，流産は△であらわす．死亡者は，右上から左下への斜線で示す．該当疾患の罹患者は記号を■と●と塗りつぶす．遺伝性疾患を有する家系が確認されるきっかけになった罹患者を**発端者**(Proband)とよび，P矢印(P→)で示す(**表5**).

	男性	女性	性別不明	
1. 家系員	□ b.1962	○ 30y	◇ 1y6m	年齢は記号の外に記載.
2. 複数の家系員	□5	○5	◇5	人数が不明の場合はn.
3. 罹患者	■	●	◆	
4. 死亡者	⊘ d.1962	⊘ d.30y	⊘ d.1y6m	死因にかかわらず斜線．十字は使用しない.
5. 来談者	□↙	○↙	―	遺伝カウンセリングあるいは遺伝学的検査を希望する者．矢印は左下から個体記号に向けて記載.
6. 発端者	■ P↙	● P↙	―	来談理由となった家系図内の罹患者．矢印は左下から個体記号に向けて記載.
7. 死産児 (SB)	⊘ SB	⊘ SB	⊘ SB	死産時の妊娠週数がわかれば記載.
8. 妊娠中 (P)	□P	○P	◇P	妊娠週数がわかれば記載.

分娩に至らなかった妊娠	罹患	非罹患	
自然流産	▲	△	妊娠週数がわかれば記載.

表5 家系図の「個体記号」の定義
『遺伝医学』第2章より.

「線」は家系構成員どうしの関係をあらわす．夫婦の関係を横線(一本線)すなわち水平線(婚姻線)で，世代間は縦線すなわち垂直線(親子線)で示す．兄弟姉妹(専門的には同胞という)は横線(同胞線)を引いたあと，各個人を枝線(個人線)でつなぐ(表6)．

配偶者関係線（婚姻線）		
婚姻	□─○	男性パートナー(夫)を婚姻線の左，女性パートナー(妻)を右に記載（近親婚・離婚も同様）．
近親婚	□=○	二重線．家系図で関係が明らかでない場合は，婚姻線の上に明記．
離婚	□─//─○	婚姻線の斜線による中断，養育していない親の側に中断線を入れる．
下位世代線（親子線）		
多胎	一卵性双胎／二卵性双胎	水平線は個人線を結び，記号どうしをつなげない．
同胞線（水平線）		
同胞は年長者を左，若年者を右として，年齢順に左から右に列記．		
個人線（垂直線）		
長さは，出生に至らなかった妊娠でも他の同胞と同じ．		

表6 家系図の「線」の定義
『遺伝医学』第2章より．

近親婚の場合は，婚姻線を二重線で結ぶ．家系図には，各家系構成員の遺伝評価，検査情報に関する情報も追記できる(表7)．

	記号	備考
保因者	⊡	生涯にわたり疾患が発現しないと考えられる変異保有者．
未発症者	⊘	現時点では臨床症状はないが，将来発症する可能性が高い変異保有者．
検査情報	⊡ E+(c.1559delT)　　○ E-(echo)	検査で所見あり・陽性はE＋，所見なし・陰性はE－．検査結果(変異部位)・項目は括弧内に記載するか記号一覧に明示．

表7 遺伝評価・検査情報に関する個体記号
『遺伝医学』第2章より．

「遺伝子変異あるいは染色体構造異常を有しながらも現在および将来にわたって発症しない者」は(非発症)保因者(キャリア)とよばれる．感染症でいうキャリア〔伝染性病原体(細菌・ウイルスなど)の保有者〕は「発症する可能性がある」ということを示し，意味が

異なる．家系図の情報から，保因者が明らかになる場合がある．保因者は，自身は発症しなくても，当該疾患に罹患した子が生まれてくる可能性をもつ(**Chapter 5** で説明する常染色体潜性遺伝疾患やX連鎖潜性遺伝疾患，染色体均衡型構造異常が該当する)．よって保因者であるという情報は，本人の健康管理には役立たなくても，次子を含めた家系内の**再発率(再発リスク)**[5-3]を明らかにするためにときに有用となる．またまれに，保因者が当該疾患を発症することもある〔症状発現(顕性)キャリア〕．一方，病的変異は有するがまだ発症に至らない者は，保因者と区別して**未発症者**[5-4]という．一生発症しない場合もある．

家系図情報は時間経過と共に変化し，年齢も変わるため，家系図には聴取，更新の日時を記載する(図2)．

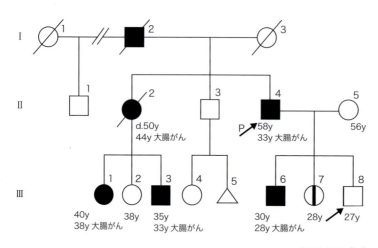

図2 家系図の表記法の具体例
『遺伝医学』第2章より．

家系図からみた，遺伝情報[3-4-1]の共有割合を図3に示す．いとこ(図6 III-1，III-2)とは遺伝情報の1/8を共有する．

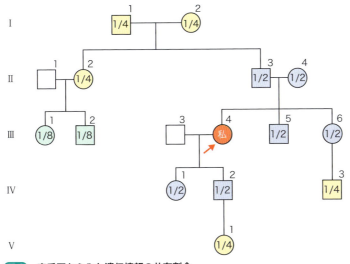

図3 家系図からみた遺伝情報の共有割合
遺伝情報の共有割合が同じ血縁者を同じ色で示してある．

4-5 家族歴からの家系図の作成と評価

家族歴で得られた情報から家系図を作成する．例を通して家系図を作成してみよう．

> **例**
> 　私（女性）には，4歳の男の子がいます．そのうえに1人流産しています．現在，妊娠20週で，性別は聞いていません．私は，3人きょうだいの一番上で，下に弟と妹がいます．私の父は，4人きょうだいの一番下です．私の母は，3人きょうだいの一番上で，弟と妹がいます．父の母（父方の祖母）は，4人姉妹の一番上で，3番目の妹が母の母（母方の祖母）です．4歳の男の子が患者です．

まず，家系構成員の情報から統一された手法(記号や線)で図を記載する(図4)．

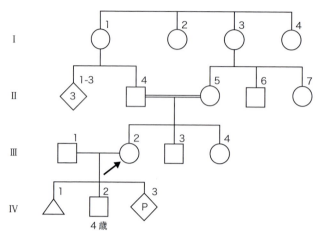

図4　家系図の作成例

次に，家系構成員の罹患者を黒く塗る(図5)．家系図を見ると，家族歴を一見でき，例では近親婚(いとこ婚)であることもわかる．

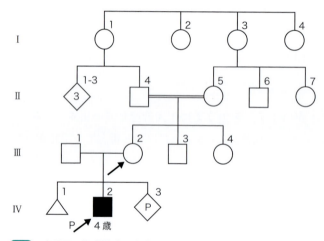

図5　家系図の作成例（つづき）

遺伝性疾患の遺伝形式により，家系図の各世代の罹患者の存在パターンは異なる．常染色体顕性遺伝，常染色体潜性遺伝，X連鎖潜性遺伝[5-2-3]，ミトコンドリア遺伝，染色体構造異常[7-1]の家系図パターンは後述する．

重要語

☐家族集積性　☐家族歴　☐家系図　☐自然歴　☐近親婚　☐近親度　☐第一度近親　☐発端者　☐保因者　☐未発症者　☐再発率（再発リスク）

章末問題

問 以下の下線部位について間違いを正せ．

① 少なくとも<u>2世代</u>の家族歴をきく
② 家系図の記号で<u>◯</u>は男性を示す
③ <u>一重</u>の水平線で結ばれた場合は血族結婚を示す
④ 家系図の記号で<u>死亡した人</u>は黒に塗りつぶす
⑤ 家系図から<u>文化形式</u>を推定できる場合がある
⑥ 常染色体顕性遺伝疾患の遺伝子変異を有しているが未だ発症していない者を<u>保因者</u>という
⑦ 遺伝子変異あるいは染色体構造異常を<u>有したら発症する</u>
⑧ 遺伝情報を50％共有している場合，<u>第五度近親</u>という
⑨ 同胞は<u>第二度近親</u>である
⑩ 遺伝情報は，親とは1/2，<u>同胞は1/4</u>で共有する
⑪ いとこは<u>1/4</u>の遺伝情報を共有する
⑫ 近親婚では染色体異常症の<u>発生頻度が高く</u>なる
⑬ 近親婚では児が常染色体潜性遺伝疾患を発症する可能性が<u>低く</u>なる

正解はwebで➡

Unit 1　遺伝看護学の基礎
疾病の成り立ちと遺伝情報

Chapter 5

遺伝性疾患①

1 遺伝子レベルの変化が関わる疾病──単一遺伝子疾患

学習目標

❶主な遺伝性疾患（単一遺伝子疾患）を説明でき，代表的な疾患を列挙できる．

5-1 単一遺伝子（メンデル遺伝）疾患

単一遺伝子疾患は，たった1つの遺伝子の病的変異が原因で発症する疾患の総称である（表1）Chapter12．その異常は，次世代に受け継がれ，その際の変異遺伝子の伝わり方がメンデルの法則に則ることから，メンデル遺伝疾患ともいわれる．単一遺伝子疾患には，健康管理により発症予防や治療に結びつく（actionable）遺伝性疾患がある一方，現在のところ予防や治療が難しい（unactionable）疾患もある．

常染色体顕性 (AD)	常染色体潜性 (AR)
• 神経・筋疾患 　ハンチントン病 　遺伝性脊髄小脳変性症（約9割） 　筋強直性ジストロフィー 　家族性アミロイドポリニューロパチー • 腫瘍 　遺伝性乳がん卵巣がん 　遺伝性大腸がん 　〔家族性腺腫性ポリポーシス（大腸腺腫症）， 　リンチ症候群等〕 • 骨系統疾患 　軟骨無形成症 　骨形成不全症 • 循環器疾患 　マルファン症候群 　遺伝性QT延長症候群（ロマノ・ワード症候群） • 血液疾患 　遺伝性球状赤血球症 　鎌状赤血球症 • 代謝異常症 　家族性高コレステロール血症	• 先天代謝異常の多く 　フェニルケトン尿症※ 　ガラクトース血症※ 　シトリン欠損症※ 　先天性副腎過形成症※ • 神経・筋疾患 　脊髄性筋萎縮症 　福山型先天性筋ジストロフィー • 腫瘍 　色素性乾皮症 • 感覚器疾患 　非症候群性遺伝性感音性難聴（約7割）
X連鎖顕性 (XLD)	**X連鎖潜性 (XLR)**
• 色素失調症	• 先天代謝異常の一部 　ファブリー病 　ハンター病（ムコ多糖症Ⅱ型） • 神経・筋疾患 　デュシェンヌ型筋ジストロフィー 　副腎白質ジストロフィー 　球脊髄性筋萎縮症 • 血液疾患 　血友病A,B • 性分化疾患 　アンドロゲン不応症 • 先天赤緑色覚異常

表1　主な単一遺伝子疾患

AD：Autosomal Dominant（常染色体顕性），AR：Autosomal Recessive（常染色体潜性），XLD：X-Linked Dominant（X連鎖顕性），XLR：X-Linked Recessive（X連鎖潜性）．各詳細は後述．※は新生児マス・スクリーニング対象疾患．

5-2 メンデルの法則に則る継承のタイプ ── 遺伝形式

単一遺伝子疾患は，原因遺伝子の染色体上の座位により常染色体由来あるいは性染色体由来に，変異遺伝子と表現型の関係により顕性あるいは潜性に分けられる．すなわち，原因遺伝子の座位（常染色体か性染色体か）と病的変異の特性（顕性か潜性か）の2つの組み合わせにより，常染色体顕性，常染色体潜性，X連鎖顕性，X連鎖潜性，Y連鎖性の**遺伝形式**に分類される（表2）．

遺伝形式によって次世代（子）における非罹患者と罹患者の比（分離比）が異なる．発症時期は，顕性遺伝疾患は小児期から成人期のさまざまな時期であるのに対し，潜性遺伝疾患は小児期になる傾向がある．単一遺伝子疾患においても，病的変異を有しているからといって必ずしも発症するとは限らない．同じ原因遺伝子により発症する同一疾患においても，病型や変異部位（遺伝型）により症状の重症度や遺伝形式（表現型）が異なる場合もある．

常染色体遺伝形式をとる単一遺伝子疾患の原因遺伝子は，その名の通り常染色

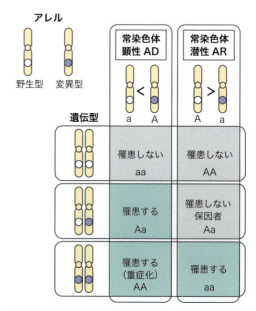

表2　遺伝形式
『遺伝医学』第2章より．

図1　常染色体遺伝形式（顕性遺伝・潜性遺伝）
『遺伝医学』第2章より．

体上に存在する．常染色体は性に関係なく2本あるため，遺伝型は必ず1対（2つ）である．遺伝形式にかかわらず，罹患者の性比は1：1（性別に無関係）となる．

遺伝型がヘテロ（Aa）の場合の罹患の有無により，顕性遺伝形式と潜性遺伝形式に分けることができる（図1）．言い換えると顕性あるいは潜性は，変異アレル数と表現型出現との関係から分けられる．顕性遺伝疾患は病的変異が1アレルでも発症し，潜性遺伝疾患は病的変異が2アレル揃わないと発症しない．顕性遺伝形式では，変異アレルが正常（野生型ともよぶ）アレルより顕性となり，大文字Aは変異アレル，小文字aは正常アレルを示す．潜性遺伝形式では変異アレルが正常アレルに比べ潜性となり，正常アレルが変異アレルより顕性となるため，大文字Aは正常アレル，小文字aは変異アレル

を示す．遺伝形式により変異アレルの記号の大文字・小文字が異なることに注意が必要である．

5-2-1 遺伝形式① 常染色体顕性遺伝(AD)疾患

常染色体顕性遺伝(AD，常染色体優性遺伝ということもある)疾患は，変異アレルを1つもつヘテロ接合体Aaで発症する．あるいは2つもつホモ接合体AAでも発症する．変異アレルが正常アレルより顕性であり，大文字Aが変異アレル，小文字aが正常アレルとなる(図2)．一般にAAの罹患者はAaよりも重症化し致死的な場合が多く，罹患者の多くはヘテロ接合体Aaで存在する．両親が罹患者Aaと非罹患者aaの子は，メンデルの法則に従えばAaとaaが1：1（分離比0.5）で生まれてくるので，多くの家系内においてすべての世代に罹患者が存在する．

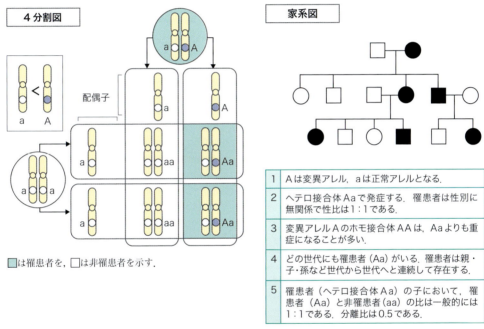

図2 常染色体顕性遺伝(AD)の4分割図・家系図とその特徴（表）
『遺伝医学』第2章より．

顕性遺伝疾患では，原則として変異アレルのヘテロ接合体(Aa)は発症し，家系図上では各世代にヘテロ接合体Aaである発病者を飛び越しなく認める．罹患者の多くのヘテロ接合体は正常アレルを有するため，発症年齢は潜性遺伝疾患に比べ遅く，成人まで発症しない疾患も多くある．Aaであっても表現型(症状)が現れない人のことを，未発症者とよぶ．顕性遺伝疾患では未発症であったり発症する前に一生を終えたりする場合，罹患者が世代を飛び越えるようにみえる．変異遺伝子を有している者(ヘテロ接合体)のうち，発症している割合を**浸透率**であらわす．

顕性遺伝疾患は，配偶子に生じる変異，すなわち**新生変異**で発症することがある．そ

の場合，家系内には他に罹患者がいない孤発例・散発例として報告されるが，その発症者を**創始者**として，子孫には変異アレルが伝わる．ある種の神経疾患では，世代を経るごとに発症年齢が若年化・重症化する**表現促進現象**が起こるが，これは原因遺伝子内にある**トリプレットリピート**(3塩基反復配列)が原因である．トリプレットリピートは複製の際にエラーが起こりやすく，世代を経るごとに長くなる性質をもち，そこからつくられるタンパク質の病原性が増すことによる(トリプレットリピート病)．

5-2-2 遺伝形式②　常染色体潜性遺伝(AR)疾患

常染色体潜性遺伝(AR，常染色体劣性遺伝ということもある)疾患は，2つの変異アレルを有するホモ接合体 aa で発症する．正常アレルが変異アレルより顕性となり(変異アレルが正常アレルより潜性となる)，Aが正常アレル，aが変異アレルである．罹患者(ホモ接合体 aa)の両親は，ともにヘテロ接合体 Aa である(図3)．家系図上では，一見してある世代に突然に罹患者が現れるようにみえる．なお，この両親のようなヘテロ接合体 Aa は罹患しないため，**保因者**，特に絶対(非発症)保因者[4-3]とよばれる．また，常染色体潜性遺伝疾患の罹患者で認められる変異アレル a は，実は同じ遺伝子でもその変異部位が多くの場合異なっている．異なる変異部位のヘテロ接合体で発症する状態，つまりコンパウンド(複合)ヘテロの状態である(**Chapter 2　図4**)．

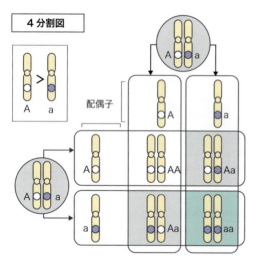
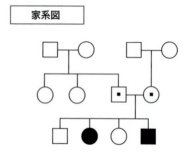

1	Aは正常アレル，aは変異アレルとなる．
2	ヘテロ接合体 Aa は発症せず(保因者)，ホモ接合体 aa で発症する．罹患者は性別に無関係で性比は1：1である．
3	罹患者(aa)の両親はともに Aa の組み合わせをもつ保因者である．
4	罹患者(aa)の両親が保因者どうしの子では，同胞(兄弟・姉妹)で発症することがあり，罹患者と非罹患者の比は1：3である．分離比は0.25である．
5	一般的に親・子孫・血縁者に患者はいない．一世代に患者が集中する．

図3　常染色体潜性遺伝（AR）の4分割図・家系図とその特徴（表）
『遺伝医学』第2章より．

常染色体潜性遺伝疾患の発症は，出生前から小児期になる傾向がある．特に，知能低下や痙攣を発症し進行する**先天代謝異常症**の多くが該当する．一部の先天代謝異常症では，症状の出る前の新生児期に診断し治療を開始し発症を防ぐ**新生児マス・スクリーニング**[10-1-2]が実施されている．

　近親婚[4-2]では配偶者どうしが共通の祖先をもつため遺伝情報の共有率が上がり，同一の遺伝子に病的変異を共有する割合が高く，常染色体潜性遺伝疾患の発生頻度が増加する．

5-2-3 遺伝形式③　X連鎖遺伝疾患

　X連鎖遺伝形式は，原因遺伝子がX染色体上にある遺伝形式である．その発症は性によって異なる．

　X染色体上のアレルは，XA，Xaと記載する．X連鎖遺伝形式では，X染色体数すなわちアレル数は性により異なり（女性では2本だが男性では1本である），発症は性に関連し罹患者の頻度も異なる（図4）．

　男性が変異アレルを1つ有する場合，X染色体は1本しかなく正常アレルがないため，ヘテロ接合体ではなくヘミ接合体とよび，女性よりも表現型が顕著になる傾向になる．

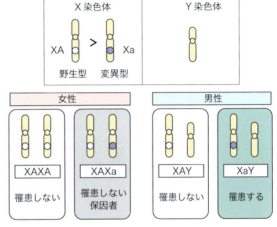

図4　X連鎖潜性遺伝疾患の性差による罹患の違い
『遺伝医学』第2章より

　X連鎖潜性遺伝(XLR)疾患では，正常アレルが変異アレルより顕性となり，XAが正常アレル，Xaが変異アレルをあらわす．罹患者のほとんどが変異アレルXaを1つだけもつ（ヘミ接合体の）男性XaYである（図5）．ヘテロ接合体の女性XAXaは原則として無症状であり，保因者となる．女性では，X染色体2本のうちのどちらか一方がランダムに不活化（**X染色体不活性化**という）される．保因者女性では，ときに症状が現れる場合もある〔症状発現（顕性）キャリア〕．男性罹患者から息子（男性）へはXaが受け継がれないため疾患の伝達はない．一方，男性罹患者の娘は必ず保因者となり，保因者女性の次の世代（息子）がまた罹患する可能性がある．家系図上では，間に女性（保因者）をはさんで1世代おきの男性に罹患しているように見える．

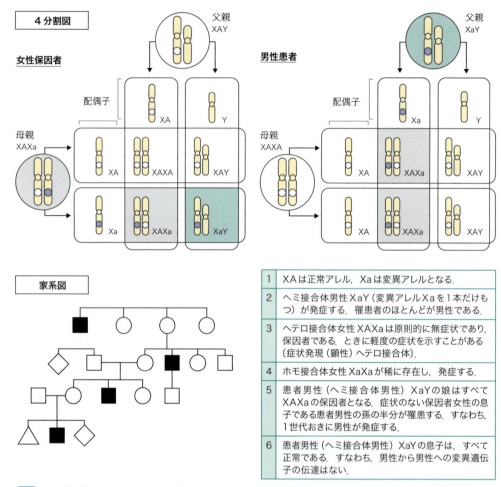

図5 X連鎖潜性遺伝（XLR）の4分割図・家系図とその特徴（表）

5-3 家系内での評価――再発率・再発リスク

　遺伝性疾患は，変異遺伝子を有しても症状がない場合と将来発症する可能性とがある．同一家系内に同じ疾患の罹患者が再び現れることがあり，家系内の構成員が同じ疾患に罹患する確率を**再発率**や危険率とよぶ（遺伝予後または単に再発リスクとよぶこともある）．再発率には，理論的再発率と経験的再発率がある．理論的再発率は，メンデル遺伝病や遺伝性の染色体構造異常において，メンデルの分離の法則に則った非罹患者と罹患者の比（分離比）から理論的に算出できる．

5-3-1 常染色体顕性遺伝疾患の理論的再発率

　常染色体顕性遺伝疾患[5-2-1]において，罹患者の子はそれぞれ変異遺伝子を50％（1/2）で受け継ぐ．これは2人に1人が受け継ぐという意味ではない．また，子が病的変異を

受け継いでも必ずしも発症せず，発症するかは**浸透率**に依存する．遅発性に発症する疾患では，浸透率に代わり年齢依存性発病率が検討されている．したがって再発率では，変異遺伝子を受け継ぐ割合と，発症する割合(浸透率，年齢依存性発病率)とを区別して算出する．変異遺伝子を受け継ぐと必ず発症する完全浸透(浸透率＝1)では，罹患者の子の再発率は50％（1/2）となる．したがって，常染色体顕性遺伝疾患の再発率は「片親が変異遺伝子をヘテロ接合体で有する確率×1/2×浸透率」となる．

5-3-2 常色体潜性遺伝疾患の理論的再発率

常染色体潜性遺伝疾患[5-2-2]において，変異ホモは両アレルに病的変異を有するため原則発症し，浸透率は問題とはならない．罹患者の両親はともにヘテロ接合体の保因者と考えられ，次子(罹患者の同胞)の再発率はそれぞれ25％（1/4）となる．これは1人罹患者がいれば，その後3人は再発しないということではない．罹患者の同胞が血縁者以外の人と結婚する場合，該当疾患の保因者頻度が低ければ，患児の発症率は一般の頻度と比べ高くはならない．また，両親が共に患者であっても，同じ疾患で異なる複数の原因遺伝子がある(遺伝的異質性がある)場合では，変異がある遺伝子が異なる(AAbb, aaBB)両親の子(AaBb)は発症せず，発症率が減少する可能性が高くなり，罹患者の病歴や家族歴[4-3]の聴取が有用となる．両親が血縁者どうしとなる**近親婚**では，常染色体潜性遺伝疾患[4-4]の発症率は高くなる．例えばいとこどうしは，遺伝情報の1/8を共有するため，変異をホモで有する可能性が高くなる(Chapter 4 図6)．

5-3-3 X連鎖潜性遺伝疾患の理論的再発率

X染色体は性により本数が異なるため，X連鎖遺伝疾患[5-2-3]では，性により罹患状況が異なる．X連鎖潜性遺伝疾患では，X染色体の1本に変異があると，男性(ヘミ接合体)は発症し，女性(ヘテロ接合体)は保因者となる．保因者女性からの男児は罹患する可能性があり，世代を越えて罹患者を認める．X連鎖潜性遺伝疾患で子の再発率は「母親が変異遺伝子をヘテロ接合体で有する(保因者である)確率×1/2〔1/2は男児の場合で，女児も含める(全体)と1/4〕」となる．

5-4 未発症者と保因者

常染色体顕性遺伝疾患[5-2-1]では，変異遺伝子を有していても発症しないことがある．常染色体顕性遺伝疾患で変異遺伝子を保有している(遺伝型Aa；Aが変異遺伝子)が発症していない人を，**未発症者**とよぶ．しかし，その人が一生涯，発症しないかどうかは予測できない(浸透率から発症リスクは予測できる)．

保因者[4-4]は潜性遺伝疾患で用いられる概念であり，潜性遺伝病は常染色体，X連鎖それぞれにある．常染色体潜性遺伝疾患[5-2-3]では，患者の「両」親は(片方の)1アレルに変

異をもつ（遺伝型 Aa；a が変異遺伝子）保因者である．この症状のない保因者の頻度を患者頻度から推定することができる（表3）．例えば，変異遺伝子 a の頻度が100人に1人の場合の患者の頻度は，子どもの1/4で aa が生まれることから，両親 Aa が血縁関係にないと，1/100×1/100×1/4，すなわち4万人に1人となる．逆に言えば，患者頻度が4万人に1人であっても，保因者頻度は100人に1人と高いことがわかる．なお同じ疾患でも，変異アレル頻度は人種や国によって異なるため，患者頻度も異なる．

患者頻度	保因者頻度	疾患の例（患者頻度）
1万人に1人	50人に1人	先天性感音性難聴のうちのGJB2変異
2万人に1人	71人に1人	シトリン欠損症 先天性副腎過形成症 色素性乾皮症
4万人に1人	100人に1人	ガラクトース血症（4.2万人に1人）※
9万人に1人	150人に1人	フェニルケトン尿症（7.5万人に1人）※
49万人に1人	350人に1人	ホモシスチン尿症（37.5万人に1人）※ メープルシロップ尿症（54.6万人に1人）※

表3　患者頻度からの保因者頻度の推定
※は大阪府が全国のデータを集計（2017年）．

　X連鎖潜性遺伝疾患[5-2-3]の保因者は，常染色体潜性遺伝疾患の保因者と状況が異なる．X連鎖潜性遺伝疾患の女性保因者は，症状発現（顕性）キャリアがいたり，症状が出ないまでも検査所見で軽度な異常値を示したり，加齢により症状が発現することもあり，保因者にも十分な注意が必要となる．また，症状がまったく発現しない女性保因者であっても，XA と Xa をもつことにはなるため，その子どもが Xa を継承する可能性にも留意しなくてはならない．

重要語

☐単一遺伝子疾患　☐遺伝形式　☐常染色体顕性遺伝　☐新生変異　☐浸透率
☐創始者　☐表現促進現象　☐トリプレットリピート病　☐常染色体劣性遺伝
☐保因者　☐先天代謝異常症　☐新生児マス・スクリーニング　☐近親婚
☐X連鎖潜性遺伝　☐X染色体不活性化　☐症状発現（顕性）キャリア
☐再発率　☐浸透率　☐未発症者

章末問題

問 以下の下線部位について間違いを正せ.

① 口唇・口蓋裂は<u>単一遺伝子疾患</u>である
② 常染色体潜性遺伝疾患は<u>1つのアレルに病的変異がある</u>ことで発症する
③ 常染色体潜性遺伝疾患では患児の同胞の再発率は<u>1/2</u>である
④ Down（ダウン）症候群は<u>常染色体潜性遺伝疾患</u>である
⑤ Duchenne（デュシェンヌ）型筋ジストロフィーは<u>常染色体潜性遺伝疾患</u>である
⑥ 両親が正常の場合，常染色体顕性遺伝疾患の児が<u>生まれることはない</u>
⑦ 常染色体顕性遺伝疾患では次子再発率は<u>25％</u>である
⑧ 先天代謝異常症の大部分は常染色体<u>顕性</u>遺伝疾患である
⑨ 浸透率80％の場合，変異をもっている人の80％が<u>発症しない</u>
⑩ X連鎖遺伝疾患では罹患者の頻度に性差が<u>ない</u>
⑪ X連鎖遺伝疾患では女性は<u>発症しない</u>
⑫ フェニルケトン尿症は<u>X連鎖潜性</u>遺伝疾患である
⑬ 遺伝性疾患が<u>同一地域内</u>で再び現れる確率を再発率という
⑭ 4万人に1人の常染色体潜性遺伝疾患の保因者は<u>200人</u>に1人である

正解はwebで→

Unit 1　遺伝看護学の基礎
疾病の成り立ちと遺伝情報

Chapter 6

遺伝性疾患②
遺伝要因と環境要因が関わる疾病

学習目標

① 疾病や障害の遺伝要因と環境要因について説明できる．
② 主な多因子遺伝疾患を列挙できる．
③ 遺伝的多様性をふまえたうえで，環境と健康・生活との関連について説明できる．

6-1 疾患の原因：遺伝要因と環境要因

　疾患の原因には大きく分けて**遺伝要因**と**環境要因**とがある（図1）．ほとんどの疾患において，遺伝要因と環境要因の両者の組み合わせが関与している．遺伝要因と環境要因の関わりの程度は疾患ごとに異なる．遺伝要因は，家系内で受け継いだゲノムの個人差による疾患のリスク要因であり，そのうち単一遺伝子疾患は遺伝要因が単独で大きく影響する．遺伝要因は変えることはできないが，発症に影響する環境要因は変えることができ，健康管理や予防につながる．

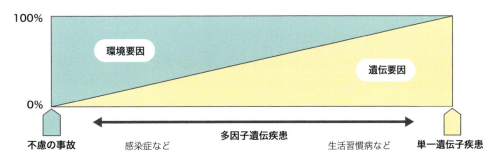

図1 疾患の発症に関わる遺伝要因と環境要因
『遺伝医学』第2章より．

6-2 多因子遺伝疾患と疾患易罹患性（病気のなり易さ）

　多因子遺伝疾患（複合疾患ともよばれる）は，一般的に遺伝要因だけでなく生活習慣などのさまざまな環境要因が関わり発症する疾患である．**生活習慣病**に代表される有病率の高いありふれた疾患（common disease）のほとんどは多因子遺伝疾患に属す．

　多因子遺伝疾患は，ときに同一家系内で同じ疾患が再発する，すなわち家族集積する傾向（**家族集積性**）が高くなる．これは，家系内では易罹患性に関わる遺伝要因（**易罹患性遺伝子・疾患感受性遺伝子**ともよばれる）だけでなく，疾患発症に関わる環境要因も共有されるからである．多因子遺伝疾患の遺伝要因は，単一遺伝子疾患と同様生涯変わることはないが，単一ではなく異なる感受性遺伝子にある遺伝子多型の複数の組み合わせが発症に関与すると考えられる．遺伝子多型の種類や頻度分布には集団差があり，日本人における易罹患性遺伝子が必ずしも他国の集団では感受性遺伝子ではない．

　多因子遺伝疾患において「その疾患に罹りやすいかどうか」といった予測を行う遺伝学的検査を**易罹患性遺伝学的検査**（疾患感受性検査，素因検査，体質検査）という．易罹患

性遺伝学的検査の結果により，症状がない時期から環境要因に対する介入を実施することで疾患発症を予防したり遅らせたりできる可能性があり，予防医療につながる大きな期待がある．一方で，多因子遺伝疾患は，単一遺伝子疾患と異なり，対象となる疾患の発症への1つの遺伝子の関与は高くない．結果が陽性でも罹患するとは限らず，陰性でも罹患しないとは言い切れない．したがって，易罹患性検査はあくまでも経験的な確率(相対危険率)にもとづいた罹患の可能性を予測する検査に近い．易罹患性遺伝学的検査には，医療機関を介さずに民間企業から消費者に直接販売するDTC（Direct To Consumer ＝消費者直結型）遺伝子検査[13-4-1, 15-3-2]として遺伝子検査ビジネスの扱いで実施されているものがある．

6-3 胎児の発育に影響する疾患

　ヒトの発生は受精によりはじまり，妊娠10週未満(受精後/胎齢8週未満)を**胎芽**とよび，妊娠10週以降(受精後/胎齢8週以降)を**胎児**とよぶ(図2)．胎芽期は器官形成[3-1]に重要な時期である．胎児の発育に影響する疾患は，影響を受ける妊娠中の時期により，**配偶子病**，**胎芽病**，**胎児病**に分けられる．胎児への影響は発育だけでなく，子宮内胎児の死亡をきたすことがある．なお受精後から最初の妊娠4週未満(妊娠3週まで)は受精卵が十分に分化しておらず，その時期の異常は全体として死滅する（流産）か，まったく影響を残さないため「全てか無か(All or None)」の時期といわれる．

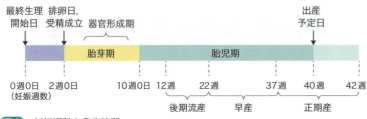

図2 妊娠週数と発生時期
『遺伝医学』第1章より．

配偶子病　受精時にすでにゲノムに変化をきたしている．親から継承する単一遺伝子の異常によって生じる単一遺伝子疾患や配偶子(生殖細胞：精子・卵子)形成時に生じる染色体の数的異常による．

胎芽病　妊娠初期(妊娠4〜8週まで)の器官形成期に異常が生じる．器官は中枢神経系(脳)から外性器まで順に形成され(図3)，その時期に従い，形成される器官に形態的影響が大きくなる．

胎児病　妊娠9週から分娩までは，器官形成の後なので形態異常(奇形)を起こす可能性は少なくなるが，母体から有害な因子が胎盤を通過して胎児に移行し影響をきたすことがあり，これを胎児毒性とよぶ．

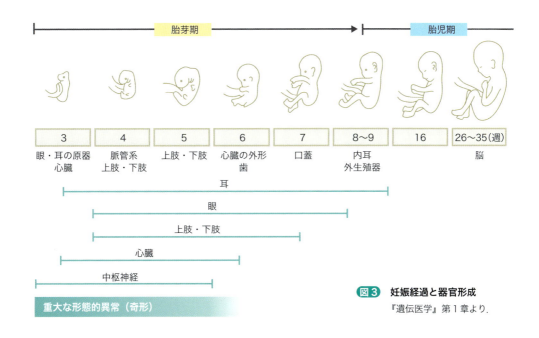

図3 妊娠経過と器官形成
『遺伝医学』第1章より.

6-4 先天性疾患

　出生児の3〜5％は**先天性疾患**（先天異常）[10-1-3]をもって生まれる．先天性疾患は，身体（形態），機能，代謝などの異常により多様な症状を呈する．先天性疾患の原因は，染色体異常症，単一遺伝子疾患，多因子遺伝疾患，環境・催奇形因子の4つに大別できる（図4）．器官形成期である胎芽期に生じた異常（胎芽病）は，形態的な影響が大きくなり，先天風疹症候群などがある．器官原基の分化が完了した後である胎児期に生じる胎児病は，形態異常より機能異常が主となり，感染症（梅毒など），胎児アルコール症候群などがある．

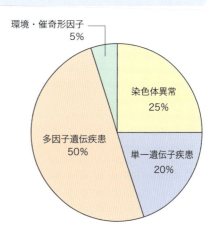

図4 先天性疾患の原因と発生頻度
『遺伝医学』第2章より.

　先天性疾患の50％は多因子遺伝疾患であり，先天性であっても遺伝要因だけでなく環境の影響を受ける形質は多くなる．生まれつきの疾患のため，先天性疾患はすべて遺伝（継承）する疾患と思われがちだが，「先天性」は「遺伝的」を意味するとは限らない．

　先天性疾患では，同じ症状があっても原因は様々ある．先天性難聴は，出生1,000人に約1人に発生頻度があり，先天性疾患のなかで最も高頻度に認められる疾患の1つ

である．先天性難聴の原因には様々なものがあり，その原因ごとに異なる聴力型や経過をとることが知られている．先天性難聴の少なくとも50％は遺伝子が関与し（遺伝性難聴），25％程度は非遺伝性の環境要因，例えば胎内感染，外傷，薬物などによる難聴であるとされている．遺伝性難聴のおおよそ7割が常染色体潜性遺伝形式をとる．胎内感染の病原体には，サイトメガロウィルス，風疹，梅毒，ヘルペス，トキソプラズマなどがある．先天性難聴は，新生児聴覚スクリーニングの普及により，早期診断できるようになってきた．発見された難聴児に早期介入や治療を行うことにより，言語発達が可能になっている．

先天代謝異常症にも様々な疾患が知られているが，それぞれの疾患では患者頻度は多いもので数万人に1名という希少疾患である．先天代謝異常症の多くは潜性遺伝形式をとるため両親には症状はなく，家系内にも同一疾患の方はみられず，患児が発症するまで診断や疾患の予測がつかない．先天代謝異常症のうち，治療が遅れると症状の回復までは戻らないものもある．先天代謝異常症のうち，蓄積する基質の摂取を制限したり，欠乏する生成物を補う治療が可能な疾患が数十年前から知られていた．このような疾患に対して，症状の出る前の新生児期に診断し治療を開始し発症を防ぐ事業として**新生児マス・スクリーニング**[10-1-2]が実施されている．

6-5　ミトコンドリア病

ミトコンドリアは細胞質内に多数存在し，エネルギー産生を行っている小器官である．ミトコンドリア病は，ミトコンドリアの機能低下により発症する疾患を総称する．

ミトコンドリア病ではエネルギー依存度の高い中枢神経系や骨格筋が障害されやすくなる．ミトコンドリアの働きが悪くなる原因としては，遺伝子の変化によるミトコンドリアを構成するタンパク質の異常と，薬物などの環境の影響がある（図5）．

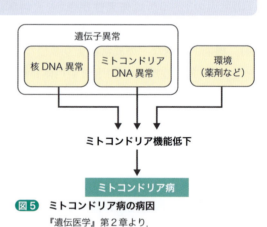

図5　ミトコンドリア病の病因
『遺伝医学』第2章より．

ミトコンドリアを構成するタンパク質は，ミトコンドリア内にある独立した小さな環状DNA〔ミトコンドリアDNA（mtDNA）〕と核内の染色体（核DNA）にコードされている．核DNA上の遺伝子の変化で起きる**ミトコンドリア病**は，単一遺伝子疾患と同様の遺伝形式（多くは常染色体潜性遺伝形式）となる．一方，ミトコンドリアDNAの異常が原因となるミトコンドリア病（**ミトコンドリア遺伝病**）では，細胞内に複数のmtDNA

があるため，細胞や組織により異常mtDNAの割合(変異率)が異なり(細胞/組織特異性，ヘテロプラスミー)（図6），異常mtDNAの割合が一定以上になると機能が障害される(閾値効果)．MELAS（ミトコンドリア脳筋症）等のミトコンドリア遺伝病を発症した患者は通常は異常mtDNAの割合が高い傾向がある．mtDNAは卵の細胞質，すなわち母からのみ由来し（**母系遺伝**）（図7），母親が共通する子ども全員に変異が共有される．ミトコンドリア内の異常mtDNAの割合は，細胞分裂時の細胞質の分配状況で変動する．母が発症していなくても子が発症することがあり，発症の予測は変異mtDNAの検出からだけではできない．

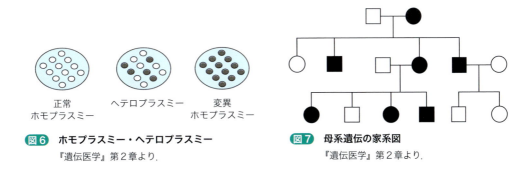

図6 ホモプラスミー・ヘテロプラスミー
『遺伝医学』第2章より．

図7 母系遺伝の家系図
『遺伝医学』第2章より．

重要語

☐多因子遺伝疾患　☐遺伝要因　☐環境要因　☐家族集積性
☐易罹患性遺伝子（疾患感受性遺伝子）　☐易罹患性遺伝学的検査　☐生活習慣病
☐胎芽　☐胎児　☐配偶子病　☐胎芽病　☐胎児病　☐先天性疾患
☐ミトコンドリア遺伝病　☐母系遺伝

章末問題

問 以下の下線部位について間違いを正せ．

① 多因子遺伝疾患は複数の遺伝的要因と環境要因の<u>反作用</u>により発症する疾患のことである

② 多因子遺伝では<u>家族離散性</u>が認められる

③ 多因子遺伝疾患では一卵性双生児では表現型が<u>一致</u>する

④ 多因子遺伝疾患の患者と血縁関係が近いほど発症リスクは<u>低くなる</u>

⑤ 先天性疾患の50％は<u>染色体異常</u>である

⑥ ミトコンドリア遺伝子は1つの細胞に<u>1つ</u>存在する

⑦ ミトコンドリアDNAの病的変異は<u>父系</u>遺伝である

⑧ ミトコンドリア遺伝病の患者の同胞は<u>発症する</u>

正解はwebで→

Unit 1 遺伝看護学の基礎
疾病の成り立ちと遺伝情報

Chapter 7

遺伝性疾患③
染色体レベルの変化が関わる疾病——染色体異常症

学習目標

❶ 主な遺伝性疾患(染色体異常)を説明でき,代表的な疾患を列挙できる.
❷ 染色体検査の目的と適応を説明し,結果を解釈できる.

7-1 染色体異常

　通常のヒト核型（正常核型）には22対の常染色体と1対の性染色体があり，女性は2つのX染色体をもち46,XX（正常女性核型）と示され，男性はX染色体とY染色体を1つずつもち46,XY（正常男性核型）と示される（図1）．染色体に数や形の変化をきたしている状態を**染色体異常**という．染色体異常は，染色体数が増えたり減ったりする**数的異常**（異数性）と形が変わる**構造異常**に分けられる（表1）．染色体の形に変化があっても全染色体内にある遺伝子量に変化がない場合，表現型は正常，すなわち将来も症状がない．このように，染色体異常があっても，必ずしも何らかの疾患の発症を意味しない[10-1-3]．

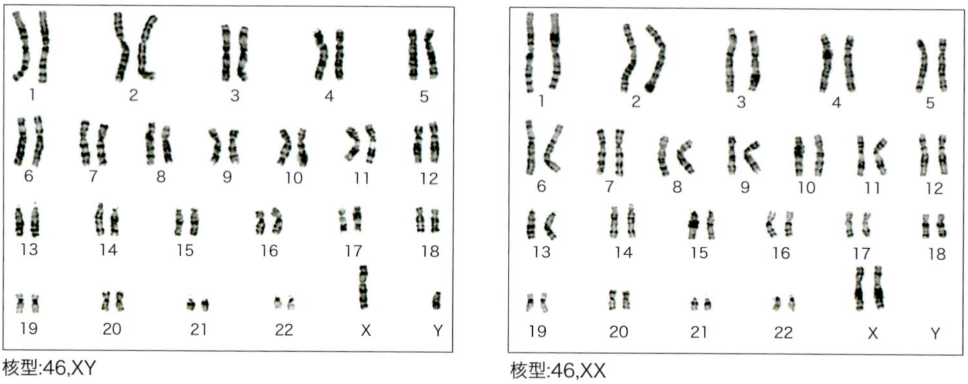

核型:46,XY　　　　　　　　　　　　　　核型:46,XX

図1 染色体核型（正常核型）
写真提供：渡邉淳．

染色体異常の種類			頻度
数的異常	13トリソミー		10,000人に1人（0.1/1,000出生）
	18トリソミー		6,000人に1人（0.16/1,000出生）
	21トリソミー		1,000人に1人（1/1,000出生）
	47,XXY		1,000人に1人（1/1,000出生）
	47,XXX		1,000人に1人（1/1,000出生）
	45,X		2,000人に1人（0.5/1,000出生）
構造異常	不均衡型構造異常		300人に1人（0.33/1,000出生）
	均衡型構造異常	相互転座	400人に1人（200組の夫妻のうち1組）
		ロバートソン型転座	1,000人に1人
		逆位（正常変異は除く）	1,250人に1人

表1 染色体異常の出生（概数）
構造異常の不均衡型/均衡型については 7-1-2 で後述．『遺伝医学』第2章より．

通常1個人においての染色体構成は1種類である．1個人において，2種類以上の異なる染色体構成あるいは遺伝子構成を保持する現象を混数性異常とよぶ．混数性異常は，同一受精卵由来の場合を**モザイク**，異なる受精卵由来の場合を**キメラ**と区別する（図2）．モザイクは，受精卵の初期分割の際に生じる変化が原因で，同一個人中で正常核型をもつ細胞と，異常な染色体核型をもつ細胞とが共存する．キメラの例としては二卵性双生児が発生初期に融合するような場合以外にも，骨髄移植があげられる．

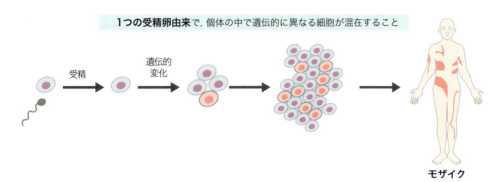

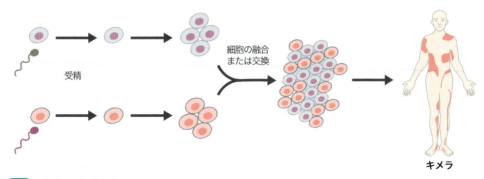

図2　モザイクとキメラ
T Strachan & A Read：ヒトの分子生物学 第4版（日本版監修 村松正實 & 木南 凌），メディカル・サイエンス・インターナショナル，2011より引用．

7-1-1　染色体異常①　数的異常

　染色体異常のなかで染色体数が変化するものを数的異常という．染色体の数的異常は異数性と倍数性の2つに分かれる．異数性は一部の染色体の数が変化することであり，同じ染色体が3本存在する**トリソミー**，1本しか存在しない**モノソミー**に代表される．倍数性は，2倍体（46本＝2n）が基本単位であるところ，3倍体（69本＝3n）以上の染色体を有する状態である．

　染色体数的異常の多くは，卵母細胞の減数分裂の第一段階（減数第一分裂）における染色体分配の誤り，すなわち**染色体不分離**が起こったことにより生じる（図3）．原則として，生殖細胞（精子・卵子）をつくる減数分裂の際，2本の相同染色体は分裂する2個の

細胞にそれぞれ1本ずつに分かれる．ところが図3の例のように染色体不分離が生じると，ある染色体が2本入った生殖細胞（卵子）が生じる．この卵子が正常な生殖細胞（精子）と受精した受精卵は，その染色体が3本となるトリソミー，すなわち総染色体数が47本となる異数性の染色体異常の個人となる．また，ある染色体が1本も入っていない生殖細胞が正常な生殖細胞と受精すると，その染色体が1本となるモノソミー，すなわち総染色体数が45本の染色体異常となる．一般的に，モノソミーの方がトリソミーよりも重症となる．

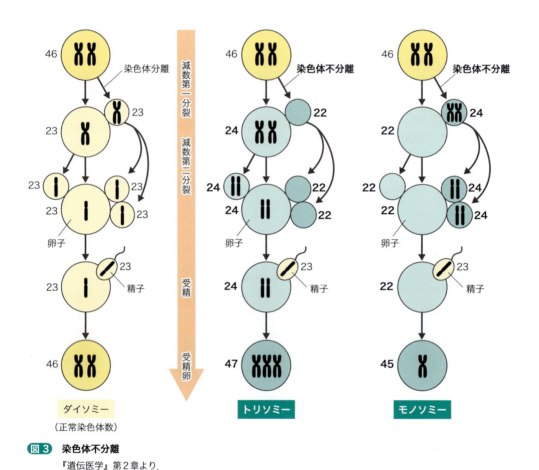

図3　染色体不分離
『遺伝医学』第2章より．

　女性の加齢に伴い卵巣内で卵母細胞が老化すると，染色体不分離を生じやすくなる．そのため，トリソミー出生頻度は母年齢に依存して高くなる．ただし，トリソミーは高齢出産に限ったものではなく，どの年齢の夫婦でも可能性がある．トリソミー児がいる夫婦において次子に予期される再発リスクは，一般集団における年齢別出生頻度の2～3倍になることが知られている．

　受精卵の約20～40％に染色体異常があり，大多数は妊娠に気づく前（主に着床前）に失われる[11-1-3]．自然流産児中で約60～70％，周産期死亡児中では5％に染色体異常を

認める．新生児における染色体異常児の頻度は母体年齢によるが0.6～1％程度である．

常染色体の数的異常は，比較的小さい（含有する遺伝子数が少ない）染色体に異数性を生じた時のみ出生に至る．すなわち，21トリソミー（Down症候群），18トリソミー，13トリソミーの3種のみである．受精卵で生じた21トリソミーの約80％は流産となり，残りの20％が出生する．18トリソミーでは約95％が流産となり，5％が出生する．性染色体の異数性では，47,XXXは流産にならない．一方，45,Xは98％が流産となり，これは全流産に認められる染色体異常の約15％を占める．

常染色体異常症の多くは，発育障害，発達遅滞，多発奇形を伴い，特有の顔貌や身体の特徴を示す．同じ染色体にみられる異数性でも，合併症の併発率や重症度には個人差がある．X染色体異常症は，先天異常や不妊症を示すものから正常表現型まで幅がある（表2）．

	常染色体異常				性染色体異常		
	13トリソミー	18トリソミー	21トリソミー（Down症候群）	5p-症候群	ターナー症候群	クラインフェルター症候群	トリプルX
核型例	47,XY,+13 47,XX,+13	47,XY,+18 47,XX,+18	47,XY,+21 47,XX,+21	46,XY, del(5)(p13) 46,XX, del(5)(p13) （5番染色体短腕の欠失）	45,X	47,XXY	47,XXX
頻度（1,000出生あたり）	0.1	0.16	1～1.6※	0.02	0.5 女性1,000出生あたり	1 男性1,000出生あたり	1
主たる症状	心疾患(80%)，口唇口蓋裂，多指趾症，全前脳胞症等	心疾患(90%)，消化管奇形，口唇口蓋裂，関節拘縮等	心疾患(50%)，消化管奇形(10%)，一過性骨髄増殖症(白血病)，特徴的な顔貌（眼瞼裂斜上内眼角贅皮），甲状腺機能低下等	猫鳴き症候群，小頭症，小顎症，筋緊張低下，けいれん，心疾患(20%)等	低身長，不妊(性腺形成不全)，第二次性徴の欠如，首周りの襞（翼状頸），外反肘，心疾患(35%)等（X染色体の1本が部分的または完全に欠けた女性）	高身長，不妊（精子数少）．体毛の発生が少ない，骨粗鬆症，女性化乳房，男性乳がん等，一生気づかれない場合も多い（1本多いX染色体をもつ男性）	なし（X染色体を3本もつ女性）
発達遅滞	重度	重度	軽度から中等度	重度	正常ときに学習障害	正常ときに学習障害	正常
出生後寿命	90%は1年以内	50%は1カ月，90%は1年	50～60歳	合併症の有無による	問題とならない	問題とならない	問題とならない
胎児死亡		95%	80%		98%		ほぼ0%

※40歳妊婦では10

表2 主たる染色体異常症

7-1-2 染色体異常② 構造異常

染色体の構造異常は，染色体が切断され再結合することで生じ，転座，欠失，挿入，逆位などの様式がある（表3）．構造異常があっても必ずしも症状は出現しない．また，構造異常は親から受け継ぐ場合と，親にはない異常が生殖細胞に生じる場合（新生変異）がある．

染色体構造異常では，変化をきたした染色体の形は通常の染色体と異なるが，多くの場合で総染色体数は変わらず46本である．構造異常は1対の染色体(相同染色体)の片方に起きるため，2本の相同染色体の形状が異なることを手がかりに，核型分析による検出が可能である．

構造異常は生じる遺伝子量の変化に注目し，遺伝子量に過不足を伴わない**均衡型**異常と過不足を伴う**不均衡型**異常に分類される(図4)．構造異常があっても，必ずしも症状は出現しない．

転座	(2種類の染色体間で)染色体の一部が切断し別の染色体と結合した状態	
欠失	染色体の一部が失われた状態(部分モノソミー)	
重複	染色体の一部が増えた状態(部分トリソミー)	
逆位	同一染色体内の2カ所間で逆転した状態	

表3 染色体の構造異常

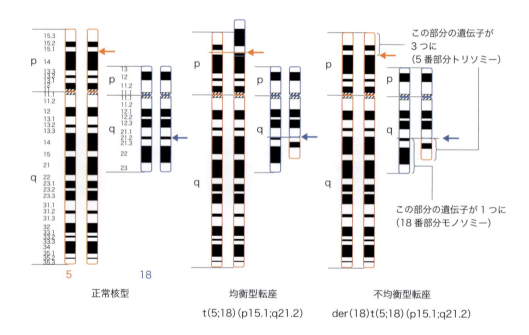

図4 核型から見る均衡型異常と不均衡型異常
染色体の核型記載の方法については 7-3 で解説．『遺伝医学』第2章より．

均衡型異常では，染色体の形態は変わるが遺伝子量に増減はなく，表現型は正常で，これまでもこれからも症状は出現しない(非発症転座保因者)．均衡型異常は成人約200人に1人，なかでも2つの染色体間で一部が入れ替わっている均衡型転座は成人400人に1人(200組の夫婦のうち1組)に認められる．

不均衡型異常は，ある染色体の一部分に増減が生じ（部分モノソミー，部分トリソミー），症状の出現につながる．不均衡型異常により出現する症状は，構造異常を生じた染色体の部位，増減する染色体（領域）の大きさにより異なる．

染色体構造異常は世代間で受け継がれ，親が症状のない均衡型であっても，生殖細胞形成時の減数分裂による染色体分配により，症状を有する不均衡型の子が発生する可能性がある（図5）．自然流産を2回以上くり返す反復・習慣流産（いわゆる「不育症」）を経験した夫婦の5％（1/20）で，夫婦のどちらかが均衡型染色体構造異常をもっていることが知られている．流産をきたす染色体構造異常を有する家系では，家系内構成員に流産をきたす方が多い傾向がある（図6）．

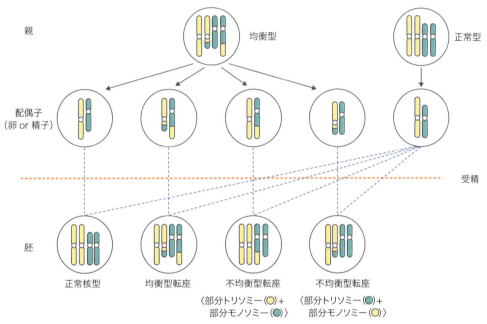

図5　均衡型転座の親から不均衡型転座の子が生じるしくみ

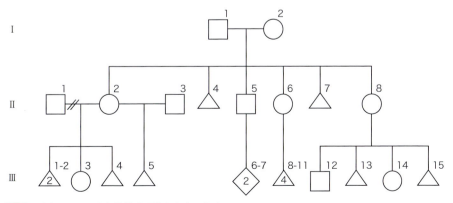

図6　流産をきたす染色体構造異常を有する家系

7-2 がんにおける染色体異常

慢性骨髄性白血病に認める22番染色体と9番染色体間での転座〔フィラデルフィア染色体〕のように，白血病をはじめとする悪性腫瘍において染色体異常を認めることがある．これは後天的な変化であり，あくまでがん細胞(すなわち異常血液細胞)に限局して生じた染色体異常である．患者の生殖細胞はもちろん，患者の血液に含まれる正常な血液細胞や，他の組織の体細胞や生殖細胞にはこの異常はみられず，次世代には継承(遺伝)されない．

7-3 染色体検査

染色体異常を検出する染色体検査には，①染色体形態をもとに解析する分染法，②FISH法と，③染色体に含まれる核酸であるゲノムDNAをもとに解析するマイクロアレイ染色体検査がある．

7-3-1 染色体検査①　分染法(核型分析)

染色体構造の観察は，細胞周期の分裂中期の細胞でなければできない．通常，血液細胞などの組織細胞は細胞周期のG_0期にあるため，まずは細胞を培養する．分裂開始後に細胞分裂阻害剤を添加し細胞分裂を中期で止め，スライドガラス上に染色体標本を作製(展開)する．続いて，標本の染色，顕微鏡観察の後，解析(写真分析，画像解析)する．末梢血から染色体解析をする場合，抗凝固剤としてヘパリン入り採血管で採血し，EDTAは不適である．

個々の染色体を正しく決定するには，染色により得られる横縞模様バンドパターンを比較する分染法を用いる．代表的な分染法はギムザ液で染色する**G分染法**(G-Band)である(図7)．染色体を並べて表示した図を**核型**(カリオタイプ，カリオグラム)[1-2-1]，核型を調べて染色体を分類することを核型分析とよんでいる．核型分析の原則は，22対の常染色体を，長さとセントロメアの位置を基準にした形態から1〜22番に分類し番号の小さい順に並べ，そして性染色体を最後に並べる．

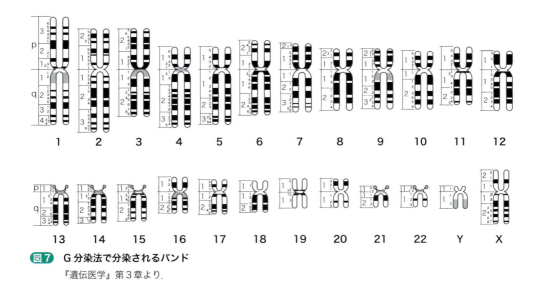

図7 G分染法で分染されるバンド
『遺伝医学』第3章より．

G分染法から得られた染色体の形態やバンドパターンにより，染色体上の位置を住所（番地）のように表現することが可能となる．この情報をもとにした世界共通の染色体の核型記載がある（図8）．まず，各染色体について，セントロメアから両側に伸びる短い腕（短腕）を p（「小さい」を示す仏語に由来），長い腕（長腕）を q とする．次に，セントロメアから両端のテロメアに向かって濃いバンドを基準に順に数字を振る．

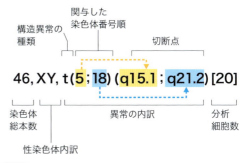

図8 核型の記載順番（構造異常の場合）
構造異常の種類には，t（転座）以外に，del（欠失），der（派生染色体），inv（逆位）等がある．『遺伝医学』第3章より．

例えば1番染色体の短腕(p)の領域3の6番目のバンドは，「1p36」のように記し，「イチ，ピー，サン，ロク」と読み，イチピーサンジュウロクとは読まない．

分染法で得られた各染色体に特徴的なバンドを分析すれば，染色体異常の有無を知ることができる．観察できるバンド数は全体で300〜550程度であり，1つのバンドは約300万〜500万塩基対〔3〜5メガベース(Mb)〕のゲノムDNAに相当する．染色体による検査結果で，異常部位のバンドが特徴的でない場合や，欠失や重複などの異常が1つのバンドよりも小さい場合，検出，判定は困難となる．なお，染色体核型分析は，細胞単位のすべての染色体情報を網羅的に観察するため，予期しなかった染色体異常を偶然発見してしまうこと（**偶発的所見，二次的所見**）[15-3-1]がある．

染色体構造異常のうち，保有者に症状がないだけでなく，染色体不分離や生殖にも影響がない核型を**正常変異**（異形）という．最も頻繁に見つかる正常変異は，9番染色体腕間逆位〔inv(9)(p12q13)〕であり，40人に1人の頻度で存在する．正常変異は，染色体の形が2本

の相同染色体間で異なるため染色体異常に属するが，機能に変化はなく正常として扱い，検査結果の説明時にも保有者が不安をきたさないよう配慮が必要である．

7-3-2 染色体検査②　FISH 法

蛍光 *in situ* ハイブリダイゼーション(**FISH**)法は，蛍光色素で標識したプローブ(標的部位の配列を含む DNA 断片)を染色体のゲノム DNA にハイブリダイゼーションし(結合させ)，プローブが発する蛍光シグナルを検出することでそのプローブが結合する領域がどこに何カ所あるか調べるものである．FISH 法では，特定の遺伝子領域の転座や増幅・欠失を感度よく検出できるが，核型分析と異なり特定の標的遺伝子の情報しか得ることはできない．FISH 法は，染色体が観察できる分裂期だけでなく染色体が観察できない時期の核(間期核)においても検出できる(間期核 FISH)．間期核 FISH は細胞培養を必要としないため，分析結果が出るまでの時間が短く，低頻度のモザイクも検出可能である(図9)．

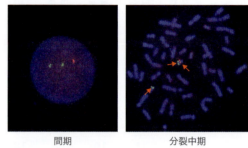

図9　FISH（部分モソノミーの検出；赤）
『遺伝医学』第3章より．

7-3-3 染色体検査③　マイクロアレイ染色体検査

マイクロアレイ染色体検査は，細胞ではなくゲノム DNA を試料として染色体全体の解析を行う．マイクロアレイ染色体検査では，ゲノム DNA 試料をプレパラート(マイクロアレイ)上に貼り付けた DNA 断片スポット(プローブ)にハイブリダイゼーションし，コピー数(ゲノム量)の変化を検出する．アレイには種類があり，正常対照と比べコピー数が少なければ欠失，多ければ重複を示す CGH アレイや(図10)，SNP も並行して検出しアレルの由来を確認できる SNP アレイという方法が使われる．プローブは細かい間隔で設定され，分染法では検出できない微細な欠失や重複も検出できる．ゲノム量が変化しない，均衡型相互転座や逆位などの均衡型染色体異常は染色体マイクロアレイ検査で検出できない．また，染色体マイクロアレイ検査は，複数の細胞から DNA を抽出して行う検査であるため，個々の細胞の分析には向かない．均衡型染色体異常の検出や細胞ごとの分析には，染色体分染法，FISH 法が用いられる．

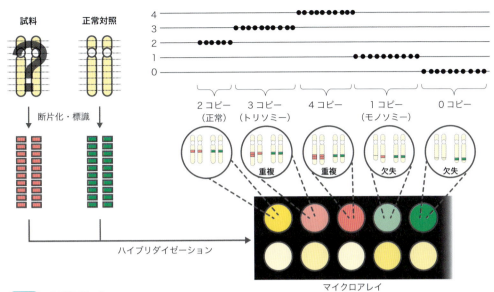

図10 CGHアレイ
正常なゲノムDNA（正常対照）と，検査を行うゲノムDNA（試料）を，それぞれ断片化して異なる色の目印をつける（標識する）．ゲノムDNA断片は，その配列に対応するマイクロアレイ上の特定のスポットにハイブリダイゼーションする．正常対照と試料とでコピー数の違いがあれば，その配列に対応するスポットで検出される色が変化する．

重要語
☐染色体異常　☐染色体異常症　☐数的異常　☐異数性　☐トリソミー　☐モノソミー
☐染色体不分離　☐構造異常　☐均衡型　☐不均衡型　☐モザイク　☐キメラ
☐G分染法　☐核型　☐正常変異　☐FISH　☐マイクロアレイ染色体検査

章末問題

問 以下の下線部位について間違いを正せ．

① 染色体核型では短腕をp，長腕を<u>r</u>と表す
② 46,XXは<u>男性</u>正常核型である
③ 1つの受精卵由来で2種類以上の核型からなる個人を<u>キメラ</u>という
④ トリソミーは常染色体の数が1本<u>減る</u>染色体異常である
⑤ 染色体不分離は母体の加齢により<u>減少する</u>
⑥ <u>46,XX,+21</u>はダウン症候群の女性の核型である

⑦ ダウン症候群は18番染色体のトリソミーである
⑧ ダウン症候群では筋緊張亢進がみられる
⑨ 18トリソミーでは巨舌がみられる
⑩ 18トリソミーでは筋緊張低下がみられる
⑪ 5p-症候群は5番染色体の長腕の部分モノソミーである
⑫ ターナー症候群は13番染色体のトリソミーである
⑬ ターナー症候群では高身長がみられる
⑭ クラインフェルター症候群の核型は45,Xである
⑮ クラインフェルター症候群では前立腺がんの頻度が高い
⑯ クラインフェルター症候群は低身長がみられる
⑰ クラインフェルター症候群は先天性心疾患を伴う
⑱ 均衡型転座保因者はDNA量に過不足がある
⑲ 均衡型転座保因者は発達遅滞を呈する
⑳ 表現型や生殖に影響しない染色体構造異常を逆位という
㉑ FISH法は染色体の不特定領域の有無を蛍光シグナルとして直接染色体上で検出する
㉒ G分染法（G-Band）の解像度はFISH法の解像度よりも高い
㉓ 多発性骨髄腫はフィラデルフィア染色体を認める

正解はwebで→

Unit 1　遺伝看護学の基礎
疾病の成り立ちと遺伝情報

Chapter 8

遺伝医療・ゲノム医療

学習目標

1. 遺伝医療・ゲノム医療の特性を概説できる．
2. 遺伝・ゲノム医療において関係機関・職種と連携する重要性を説明できる．
3. 遺伝性疾患に関わる社会資源を概説できる．
4. 薬物の有効性や安全性とゲノムの多様性との関係を概説できる．
5. 遺伝カウンセリングの意義と方法を説明できる．

8-1 遺伝性疾患に対する医療の特徴——遺伝医療

遺伝性疾患は，さまざまな臓器に症状が出現する可能性があり好発する年齢も異なる．医療現場では，患者の症状に合わせて複数の診療科を受診するケースも少なくなく，さらに症状が出現する前からの健康管理・サーベイランスを行うため，関連診療科間・他職種との連携や協働体制が有用となる．また，患者および家族へのさまざまな視点（育児，福祉，療育，ノーマライゼーション等）からの支援やフォローアップが一生にわたりできるケア体制の構築や社会資源の充実が求められる．**遺伝医療**（遺伝子診療）とは，主として遺伝性疾患の患者や家族を対象に診断，治療，予防および遺伝カウンセリング等を行う，包括的，横断的医療である．

8-2 遺伝医療に関わる社会資源

遺伝性疾患への対応は医療面だけでなく，医療費補助，社会福祉支援，患者支援団体等のさまざまな社会資源がある．疾患や症状の程度によっても対応は異なる．

8-2-1 社会資源① 医療費支援

遺伝性疾患に関わるわが国の医療費補助制度には，「**難病医療費助成制度**」および「**小児慢性特定疾病医療費助成制度**」の2種類がある．

難病は，"原因不明，治療方針未確定であり，かつ後遺症を残す恐れがあり，経過が慢性にわたり，単に経済的な問題のみならず介護などに著しく人手を要するために家族の負担が重く，また精神的にも負担の大きい疾病"と定義されている．難病治療研究事業では，医療施設等の整備（重症難病患者拠点・協力病院設備），地域における保健・医療福祉の充実・連携，QOL（quality of life）の向上をめざした福祉施策の推進が行われている．本事業に関連して「難病の患者に対する医療等に関する法律（難病法）」が2015年1月に施行された．難病法の対象として指定を受けた疾患を指定難病とよび，一定の要件を満たすことで，患者の自己負担の軽減対策として医療費が助成されている．指定難病は，2015年7月に110疾患から306疾患へと拡大され，2022年7月には338疾患が指定されている．医療費助成は，原則として指定難病と診断され，かつ病状の程度が一定程度以上の重症度を有する場合対象となる（図1）．

小児慢性特定疾病医療費助成制度は，慢性疾患に罹患している子の医療費の自己負担分を補助（国と地方自治体が50％ずつ）する制度として1974年に創設された．2017年1月現在，対象は，14疾患群，704の疾病になり，2021年11月には16疾患群，788疾病となった．新規認定は18歳未満，継続申請は20歳未満まで入・通院とも対象になる．

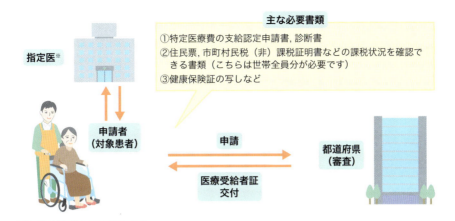

図1 指定難病への医療費助成制度

難病情報センターHP（http://www.nanbyou.or.jp/entry/5460）より引用．

8-2-2 社会資源②　社会福祉支援

　生活や仕事に関係する支援制度もある．2013年4月から，「障害者の日常生活および社会生活を総合的に支援するための法律」（略称は「障害者自立支援法」から**障害者総合支援法**」に改称）の対象に難病等が加わった．独自の制度を設けている自治体もある（図2）．

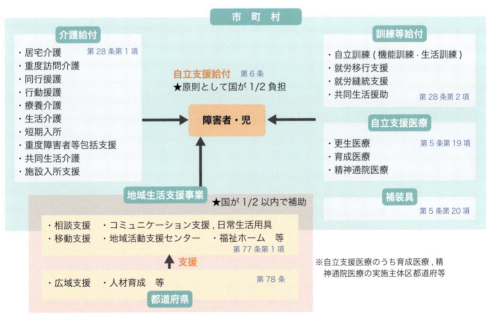

図2 障害者自立支援法におけるサービス体系と実施体制

内閣府HP（http://www8.cao.go.jp/shougai/whitepaper/h25hakusho/zenbun/h2_04_01_02.html）より引用．

医療機関には，看護職や医師のほかにも，患者や家族をサポートする専門職がいる．なかでも医療ソーシャルワーカー（メディカルソーシャルワーカー）は，社会保障制度などに関する専門知識をもち，社会的・経済的課題に対応している．難病相談・支援センターが都道府県に設置され，日常生活における相談や講演会の開催，情報提供などを通じ，患者を支援している．

8-2-3 社会資源③　患者支援団体

患者や家族，およびそれを応援する人々が集まって，**患者支援団体**が組織されている．患者支援団体では，同じ疾患をもつ患者や家族の方が出会い，情報交換を行い，闘病体験を分かち合い，相談できる場を構築すること（自助，ピア・サポート）で，疾患についての理解が深まり心の支えを得ることができる．これら患者・家族の交流に加えて，社会や医療現場への啓発（共助）も行っている．

8-3 遺伝カウンセリング

遺伝医療では，医療において，患者やその家族がリスクを正しく認識し，疾患や心理社会的状況に適応していくことは，その後の医療や予防的行動等の意思決定において重要となる．**遺伝カウンセリング**は，〝疾患の遺伝学的関与について，その医学的影響，心理学的影響および家族への影響を人々が理解し，それに適応していくことを助けるプロセスである．このプロセスには，①疾患の発生および再発の可能性を評価するための家族歴および病歴の解釈，②遺伝現象，検査，マネージメント，予防，資源および研究についての教育，③インフォームド・チョイス（十分な情報を得た上での自律的選択），およびリスクや状況への適応を促進するためのカウンセリング，などが含まれる〟とされる（日本医学会「医療における遺伝学的検査・診断に関するガイドライン」より）．遺伝カウンセリングは，大きく①導入・情報収集，②情報提供・教育，③心理的支援の3つの要素が組み合わさって行われている（図3）．

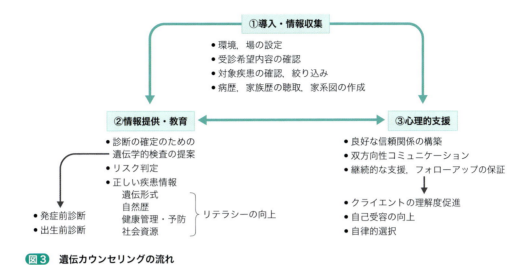

図3 遺伝カウンセリングの流れ
『遺伝医学』第6章より．

　遺伝カウンセリングは，遺伝性疾患の患者と情報を受け継ぐその家族，あるいは遺伝について不安や悩みを抱えている方であれば誰でも受けられる．遺伝カウンセリングを受ける方は，医療の対象である有病者よりも幅広く，**来談者・クライエント**とよばれている．遺伝についてのクライエントの心配や置かれている立場は病気でない時期から生じることがある．内容は，同じ人でも，進学，就職，結婚，出産といったライフステージにより変わり，多岐にわたる．そして，遺伝カウンセリングでは，クライエントの意思決定を誘導するのではなく(**非指示的**)，意思決定の手助けをする(**支援的**)姿勢が求められる．

　遺伝カウンセリングの対象には倫理的な課題を有することもあり，これらへの対応は，担当医1人では難しく，多角的な視点から検討できるチーム医療としての取り組みも望まれる．わが国には遺伝医療専門職として，医師を対象とする「臨床遺伝専門医制度」による**臨床遺伝専門医**，非医師を対象とする「認定遺伝カウンセラー制度」による**認定遺伝カウンセラー**がいる．大学病院や総合病院には，遺伝カウンセリングをはじめとした総合的臨床遺伝医療を行う窓口となる遺伝医療部門が，「遺伝子診療部」「遺伝診療部」「遺伝診療科」等とさまざまな名称で設置されてきている．

　あらゆる医療現場に遺伝学的診断が用いられるようになりはじめ，すべての看護師が遺伝・ゲノム医療に関わるようになる．2017年には「日本看護協会専門看護師制度」による**遺伝看護専門看護師**が認定されるようになった．看護師は，患者のみならず，家族内の at risk 者，その他の家族が，遺伝性疾患をめぐりどのような諸課題をもつのか評価し，対象がその課題に適応する過程において遺伝カウンセリングが必要な場合には，遺伝医療専門職に橋渡しをしたり協働したりすることで対象者を支援する(図4)．遺伝医療・ゲノム医療は，関連する学会，産業，官，社会で様々に取り組まれ発展している．日々情報が発信され，このような情報をどのように収集し診療に活用するかが課題である．

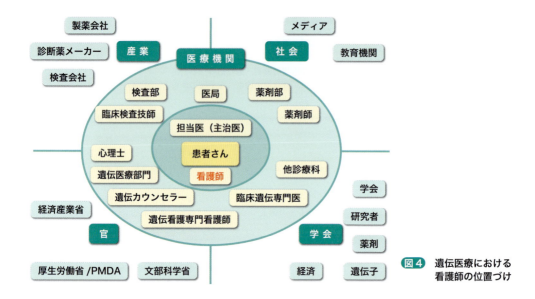

図4 遺伝医療における看護師の位置づけ

8-4 遺伝医療からゲノム医療へ

　遺伝子研究は，1900年にメンデルの法則が再発見され，1953年にDNA二重らせん構造が発見されたことでさらなる発展をとげ，ゲノム研究へとつながった．そして2003年（DNA二重らせん構造の発見から50年後）には，ついにヒトゲノムの全塩基配列が決定された．

　すべてのゲノム配列が判明し現在は「ポストゲノム」の時代といわれ，ゲノム・遺伝子研究は他の学問分野に類を見ないほどの急速な発展をとげている．個人のゲノム情報を医療全域にわたって広く有効に活用できる**ゲノム医療**時代を迎え，医療のさまざまな領域に影響をきたしている（表1）．

1990年頃まで	●周産期，小児先天異常が中心の時代
2004年	●ヒトゲノムの完全解読（二重らせんの発見から50年目）
2005年以降	●単一遺伝子疾患の遺伝子診断 　・遺伝情報にもとづく確定診断，治療選択 　・発症前診断，先制医療 　・原因に即した治療できる遺伝性疾患の増加 　・「難病」（70%が遺伝性疾患）の増加 ●体細胞遺伝子検査 —がんゲノム医療 ●研究から新しい遺伝学的検査 　・薬理遺伝学，分子標的薬 　・易罹患性検査 　・母体血を用いた出生前診断 　・遺伝子パネル検査 ●医療・療育・福祉の充実の兆し ●社会の変化　身近な「遺伝」「ゲノム」
2013年以降	●ゲノム情報の活用や選択肢の機会が増える ●ゲノムリテラシーの向上 ●ELSI（倫理的・法的・社会的課題）への対策 ●全ゲノム情報を前提とした遺伝医療 　・本来目的以外の予期せぬ結果（SF/二次的所見）

表1　ゲノム医療の発展

8-4-1 ゲノム医療① ファーマコゲノミクス(PGx)

　これまでの医療では，疾患ごとに，病名にもとづいて一定のプロトコールで治療(標準治療)が行われてきた．同じ病名の患者に同じ治療を適用しても，治療効果や有害事象(副作用)の出現といった薬剤応答性には個人差や人種差があることが知られている．これらの薬剤応答性に個人差を引き起こす原因として，年齢，性別，身長・体重(体表面積)，飲酒，喫煙，食事，健康食品，他の服用薬剤といった環境要因と共に，個人により異なるゲノム情報，ゲノムの多様性が挙げられる．ファーマコゲノミクス(PGx)は，pharmacology(薬理学)と genomics(ゲノム学)を組み合わせた造語であり，ゲノム情報に基づいて薬剤応答性の個人差を検討するものである．

　PGx検査は，①遺伝学的検査(生殖細胞系列遺伝子検査)，②体細胞遺伝子検査(体細胞変異解析，遺伝子発現情報解析)に分類され[3,4]，目的の検査項目によっても規定される(表2).

治療薬〔一般名(商品名)〕	対象疾患	対象遺伝子	遺伝子変化パターン	検体
トラスツズマブ(ハーセプチン)	乳がん・胃がん	HER2	遺伝子増幅	がん細胞(体細胞遺伝子検査)
ゲフィチニブ(イレッサ)	非小細胞肺がん	EGFR		
セツキシマブ(アービタックス) パニツムマブ(ベクティビックス)	結腸・直腸がん	KRAS	変異	
モガムリズマブ(ポテリジオ)	成人T細胞白血病	CCR4	陽性	
ベバシズマブ(アバスチン)	非小細胞肺がん	VEGF		
イマチニブ(グリベック)	CML・GIST・ALL	BCR/ABL	転座	
クリゾチニブ(ザーコリ)	非小細胞肺がん	EML4-ALK		
塩酸イリノテカン	肺がん・乳がん・子宮頸がん・卵巣がん・胃がん・直腸がん	UGT1A1	多型	血液(遺伝学的検査)
IFN・リバビリン	C型肝炎	IL28B		
オメプラゾール	ヘリコバクター・ピロリ感染を伴う胃潰瘍又は十二指腸潰瘍	CYP2C19		
ワーファリン(ワルファリン)	血栓塞栓症	CYP2C9, VKORC1		
カルバマゼピン	てんかん，三叉神経痛	HLA-A*3103		
免疫チェックポイント PD-1 経路阻害薬：ニボルマブ(オプジーボ)	悪性黒色腫，非小細胞肺がん	ミスマッチ修復遺伝子	変異(高度マイクロサテライト不安定性)	血液あるいはがん細胞(遺伝学的検査あるいは体細胞遺伝子検査)
PARP阻害薬：オラパリブ(リムパーザ)	乳がん，卵巣がん	BRCA	変異	

表2 ファーマコゲノミクス(PGx)検査

　PGx遺伝学的検査の結果は単一遺伝子疾患における遺伝学的検査と同様一生変化しなく，継承される情報である．しかし，リスクのある遺伝型(PGx情報)を有しても，特定の薬物の使用によりはじめて表現型(副作用など)を生じ，対象の薬物を使用しなければ表現型(副作用出現や効果)の出現を避けることができる．PGxでは遺伝型と表現型は1対1には対応せず，単一遺伝子疾患より多因子遺伝疾患に類似する．したがって，PGx情報の倫理的課題の程度は，単一遺伝子疾患より相当に低くなる．

一方で，PGx体細胞遺伝子検査はがん細胞にのみ特有に認める遺伝子変化を検出することが目的であり，継承されない情報であることから，血液学的検査や生化学的検査といった一般検査の情報と同様の取り扱いが適当である．がん細胞特有のタンパク質や遺伝子変化（体細胞変異）を標的として開発された薬剤として**分子標的薬**がある．分子標的薬は，特定の分子を有するがん細胞を狙うので，正常な細胞へのダメージが少なくなる（図5）．がん細胞にのみ特有に認めるタンパク質や遺伝子変化を調べることで分子標的薬の選択が可能となり，がん種による標準治療から，個々で同定される変異遺伝子ごとの薬剤を選択する個別化医療へと治療の方針が変わりつつある．このような流れから，特定の分子標的薬を投与する前に標的となるバイオマーカーの有無を検出する臨床検査，すなわち薬物療法選択と一体化した診断となる**コンパニオン診断**が出現してきた．次世代シークエンサー（NGS）の登場により，治療薬の選択を目的に数百個のがん関連遺伝子を網羅的・同時かつ迅速に解析できるようになってきた．近年，単一遺伝子疾患の病的変異を保有するがん種に有効となる分子標的薬が開発されてきた．今後，PGxの対象は単一遺伝子疾患や網羅的解析へと幅が広がり，新たな枠組みの検討が必要となる．

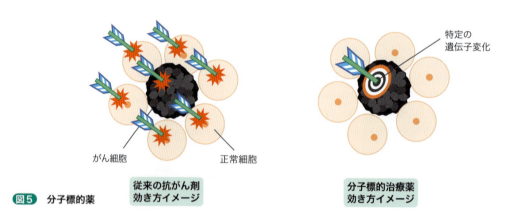

図5　分子標的薬

8-4-2 ゲノム医療②
ゲノムの網羅的診断：クリニカルシーケンス

　近年は，次世代シークエンサー（NGS）を用いて複数の遺伝子群や全エキソーム（WES）／全ゲノム（WGS）の包括的網羅的な解析が臨床検査として実施され（**クリニカルシークエンス**），家系情報や複数の罹患者がなくても希少疾患である単一遺伝子疾患の病因遺伝子が直接同定しうるようになった．また，がん細胞に特化した分子標的薬に関連する遺伝子群の探索をめざした**がん遺伝子パネル検査**も開発されてきている．

　個々人のゲノムデータは，既知のバリアントのデータベースと比較することにより医療上有意義な情報となる．解析が網羅的や広範囲になると，ときに，発見された遺伝子変化が既知の変異データベースに存在せず，現状の知見では病的変異かどうかの判定が困難である**意義不明バリアント（VUS：Variants of Unknown Significance）**が出現す

ることも大きな課題である．また，網羅的解析により目的とは異なる遺伝的原因(**二次的所見**)[15-3-1]が明らかになったり，ときに予期できなかった疾患の遺伝的原因(偶発的所見)が見つかったりすることもある．二次的所見で検出される遺伝性疾患には，健康管理により発症予防や治療に結びつく(actionable)疾患がある一方，現在のところ治療が難しい(unactionable)疾患もある．二次的所見への対応としては，発見された疾患の特徴をふまえるだけでなく，被検者個人の要望を尊重すると共に，報告後の医療機関の健康管理(サーベイランス)体制をどうするか，提供者以外の家系構成員へどのように伝えるかなどの課題がある．

8-4-3 ゲノム医療③　個別化医療

　ゲノム情報を用いて疾患の症状出現前から高い精度で発症リスクを予測し，その人に合った治療あるいは環境への対策(予防的介入)を実施して発症を防止するか遅らせる，**先制医療，プレシジョンメディスン(精密医療)** という新しい医療のパラダイムが提案されている．従来の予防医療は集団を対象とした疫学研究の成果からの「集団の予防」であり，先制医療やプレシジョンメディスン(精密医療)は病態・病因の発生に関する個々のリスクに合わせ予見的に介入する「個の予防」，すなわち個別化医療につながると期待されている．先制医療では，単一遺伝子疾患におけるリスクのある未発症者(at risk 者)への発症前診断後のサーベイランスや，多因子遺伝疾患の易罹患性診断によるリスク判定後の環境調整による予防医療の実現を目指している．先制医療やプレシジョンメディスン(精密医療)の対象はまだ発症していない未病時期であるため，患者・病者を対象とする従来の健康保険制度では対応できず，これまでとは異なる新たな医療制度の枠組みの構築や社会での合意形成が求められる．

8-5　ゲノム医療における看護職の役割

　ゲノム情報を基盤とした診断・検査はすべての診療科にとって重要な医療行為になりつつある．すでに発症している患者を対象に行われる遺伝学的検査は，通常診療の一環として診療科内で主治医(担当医)が実施することも多い．関連部署で働く看護職は，各医療機関や診療科の事情に応じ，看護業務の一環として検査前から結果開示後のフォローまで，産科・小児科だけでなく，難病・希少疾患領域，がんといった多くの臨床領域での遺伝医療・ゲノム医療に参加しはじめている．

　看護職は，健康を増進し，疾病を予防し，健康を回復し，苦痛を緩和することを基本的責任とする医療専門職であり，あらゆる健康レベル・年代にある個人，家族，そして地域を対象とする．ゲノム医療における看護職は，ゲノム情報に起因して対象にもたらされる身体的，心理的，社会的変化に，対象が適応することを支援する．ゲノム情報の予見性は，現に対象に起こっている変化だけでなく，未来に起こることが予見される変

化をも看護の焦点とした．ポストゲノム時代の看護職は，対象に起こっている，もしくは未来に起こりうる対象の変化を，ゲノム情報をふまえて評価，予見し，健康増進，疾病予防，健康回復，そして苦痛の緩和に取り組む．そのためには，対象に実存する問題，潜在する問題の背景に，ゲノム情報が関わっているか否かを評価することが求められる．そのような遺伝学的知識を活用して支援する包括的な医療は，国民に可能な限り等しく健康な時期から提供される必要があり，すべての看護職が遺伝・ゲノム医療に関するコンピテンシーを獲得することが求められている．

重要語

☐難病医療費助成制度　☐小児慢性特定疾病医療費助成制度　☐障害者総合支援法
☐患者支援団体　☐遺伝カウンセリング　☐クライエント・来談者　☐非指示的
☐支援的　☐臨床遺伝専門医　☐認定遺伝カウンセラー　☐遺伝看護専門看護師
☐分子標的薬　☐コンパニオン診断　☐クリニカルシークエンス
☐がん遺伝子パネル検査　☐意義不明バリアント（VUS）　☐二次的所見
☐プレシジョンメディスン（精密医療）　☐先制医療

章末問題

問 以下の下線部位について間違いを正せ．

① 遺伝性疾患に関わるわが国の医療費補助制度には「難病医療費助成制度」および「<u>子ども医療費助成制度</u>」の2種類がある

② <u>労働契約法</u>は障害者の日常生活および社会生活を総合的に支援するための法律である

③ <u>認定遺伝カウンセラー</u>は社会保障制度などに関する専門知識をもち社会的・経済的課題に対応している

④ 認定遺伝カウンセラーは医療技術を提供したり研究を行う医療者の意向に<u>従属</u>する立場から患者を援護することが求められる

⑤ <u>医療ソーシャルワーカー</u>は遺伝医療を必要としている患者や家族に様々で適切な情報提供を行うと共に当事者の自律的な意思決定を支援する専門職である

⑥ 患者や家族，およびそれを応援する人々が集まって<u>NGO（非政府組織）</u>が組織されている

⑦ <u>心理カウンセリング</u>は疾患の遺伝学的関与について，その医学的影響，心理学的影響および家族への影響を人々が理解し，それに適応していくことを助けるプロセスである

⑧ <u>クリニカルシークエンス</u>は治療効果や有害事象（副作用）の出現といった薬剤応答性に関する生殖細胞系列の多型を調べる検査である

⑨ がん細胞特有のタンパク質や遺伝子変化(体細胞遺伝子変化)を標的として開発された薬剤として<u>抗がん剤</u>がある

⑩ 次世代シークエンサー（NGS）を用いて複数の遺伝子群や全エキソーム/全ゲノムの包括的網羅的な解析することを<u>ファーマコゲノミクス</u>という

⑪ 解析が網羅的や広範囲になると，現状の知見では病的変異かどうかの判定が困難である<u>染色体異常</u>が多く見つかってくる

⑫ ゲノム医療は各科医師，臨床遺伝専門医，認定遺伝カウンセラー，看護師，その他の職種の<u>個人プレー</u>が必要な分野である

⑬ <u>日本遺伝看護学会</u>は，遺伝的課題を有する対象への水準の高い医療・看護ケアの提供と体制整備，およびゲノム医療の発展に貢献する専門看護師として「遺伝看護専門看護師」の認定を行っている

正解はwebで→

Unit 2　遺伝看護の展開

Chapter 9
遺伝看護実践のための総論

学習目標

1. 遺伝看護の視点から＜健康＞＜疾病＞＜診断と治療＞の概念を説明できる．
2. 遺伝・ゲノム医療の役割を説明できる．
3. 遺伝性疾患を経験している人々の心理社会的側面を説明できる．
4. 当事者を取り巻く社会の状況を説明できる．
5. 遺伝看護の視点を説明できる．

9-1 健康・疾病・診断と治療の概念

9-1-1 看護における＜多様性＞と＜継承性＞の理解

誰もが唯一で固有の存在であることを保証する根源の1つが**ゲノム**[1-2]である．誰もが唯一で固有の存在であるからこそ，**多様性**が尊重されなければならない．

国際看護師連盟(ICN)が諸々の所信表明に挙げてきた人の**＜多様性＞**[2-1]には，人種，民族，性別，性的志向，年齢，身体能力や障害の程度が含まれており，これらにはゲノムが強く影響するものも少なくない．多様性は，社会経済的状況，霊的・宗教的信条，政治的信条，その他のイデオロギー等の側面まで及ぶ．

遺伝・ゲノム医療[8-4, 3-4-1]は，ゲノム情報を用いて個人の体質や病状に適した，より効果的・効率的な診断・治療・予防の実践をめざしている．つまり，ゲノム医療における諸診断は人の多様性にもとづく個別化医療を推進する．

次に，いのちの**＜継承性＞**[2-2]とは，両親からのゲノムを引き継いだ唯一無二の生命が創造されることである．母の胎内で成熟・成長した新しいいのちは，出生後，社会的存在として新しい歩みをはじめる．人は，親・きょうだい・子ども，叔父や叔母，いとこら近親者と遺伝情報を共有し，自身がもつ**遺伝的特性**(**体質**や**遺伝性疾患**[3-1])を次世代に継承する．また同様に，自身は，自己の生き抜く体験を生物的にも社会的にも分かち合う関係でもある．

看護の目的は人の生き抜く体験を支えることであり，病をもつ個人やその家族の尊厳を守ることが第一義的にある．そのため，他者と異なる特徴をもつことや，さらにその特徴が血縁者間で継承されることを，人間の最も根源となる尊厳として捉える必要がある．

9-1-2 健康の概念

看護師は，クライエント(患者・来談者等)[8-3]の個別のニーズを満たすケアを計画し提供する．この**クライエント中心主義**は，クライエントの身体的，心理社会的および文化的ニーズと信条へ配慮をもって看護を行うことを目標としている．また，看護師は，人が，家族と共通する生活習慣や価値観，文化，そして遺伝子をもつことを活用し，予防，スクリーニング，診断，心理的支援，治療選択，治療管理を含めた包括的なケアを行う．

看護を行うにあたり，健康に関する諸種の見方を判別することは，きわめて重要であり，看護の目標を規定することにもなる．ここでは，Judith A. Smithによる健康の概念を参考にし，図1の4つの視点からとり上げる．

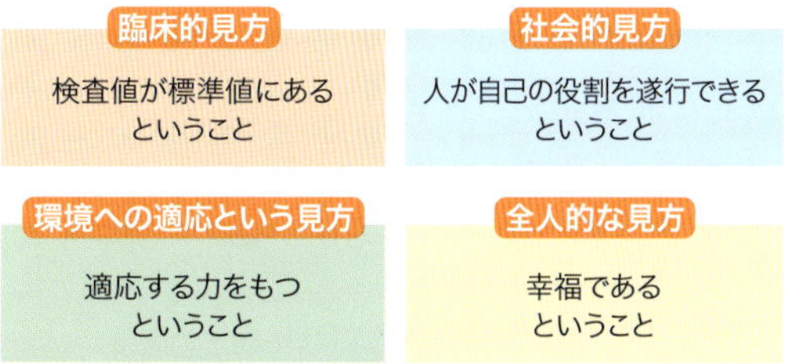

臨床的見方	社会的見方
検査値が標準値にあるということ	人が自己の役割を遂行できるということ

環境への適応という見方	全人的な見方
適応する力をもつということ	幸福であるということ

図1 健康の概念化の4分類

臨床的見方　検査値が標準値にあるということ

　臨床的見方は，健康とは疾病がない状態，検査値が正常な状態とする視点である．身長，体重，各器官の大きさ，血液量や尿量，血圧，血液データ，各器官の機能，体力値等は世界または国別に標準値が決められ，からだの状態の最適レベルを正常としている．遺伝学的検査において「疾患発症と関係するとされている遺伝子の変化（**病的変異**）[2-1, 3-2]」を認める場合，症状がなくても「異常」や「不健康」な状態と捉えられる．

社会的見方　人が自己の役割を遂行できるということ

　社会的見方は，健康の概念を，各人の役割遂行から評価する視点である．人は社会の一員であり，何らかの役割をもつ．その役割の遂行に対して，疾患による不快症状，疼痛，機能障害の度合いが影響する．また疾患や障害をもつ人々の様々なハンディキャップをサポートする社会制度があるか否かも，人の役割遂行範囲を規定し，個人の健康観に影響を及ぼす．

環境への適応という見方　適応する力をもつということ

　環境への適応という見方は，健康とは，個人と，変化し続ける自然的および社会的な環境との間の，効果的で実りある相互作用にあるとする視点である．人をとりまく環境は，物理的環境，社会的環境と，人間の内部環境を含む．健康や疾患は，人と環境との相互作用によるのであり，この相互作用が＜適応＞である．十分な栄養，汚染されない空気，精神衛生のためのプログラム，教育などが剥奪されることにより，環境に対処し適応する力が低下し，健康の欠如に陥る．

　遺伝性疾患の治療は，病的変異によって影響される身体の機能にフォーカスがあてられる．例えば，後述する**単一遺伝子疾患**[Chapter5]の先天代謝異常症や，**多因子遺伝疾患**[Chapter6]に位置づけられる生活習慣病は，自己の健康を維持する栄養の理解や管理が鍵となる．また健康回復と維持のための社会資源[8-2]や心理的支援と，当事者との相互作用が，適応する力を獲得できる鍵となる．

全人的な見方　幸福であるということ

　全人的見方は，前述の3つの視点を包含した人の全体論的見方（Holisticな見方）である．Holisticな見方では，すべての人には，個性的な成長が潜在能力として備わっているとしている．その能力によって，幸福を求めて自己実現し，充足し，充足し続けようとすることが，その人の人格を形成する，という観点で健康を捉える．Holisticな見方では，たとえ病気をもつ人であっても病気と人の存在を切り離さない．

　遺伝性疾患をもつ当事者は，生きるうえで疾患と切り離せない．単一遺伝子疾患と直面したばかりの時にたいへんな苦悩も経験するし，染色体疾患をもつ子どもたちは，一般的な成長曲線とは異なる成長を遂げるだろう．しかし病の体験はこれだけで終わるのではない．疾患をもちながら，やがて人は自己の存在の意味を見出し，また固有の成長を成し遂げ，周囲の人々や社会にとって欠かせない存在となる．

9-1-3 疾病の成り立ちの概念

疾病の成り立ちは，**環境要因**[6-1]と**遺伝要因**[6-1]の双方の関わりから説明できるが，影響する割合に違いがある．

遺伝要因 ゲノム・遺伝子のバリアント

遺伝性疾患[3-1]はゲノム・遺伝子の変化(バリアント)[2-1]によって身体の中のタンパク質の量や質が変化することで生じる疾患である．また，バリアントは，親から**生殖細胞系列**(精子・卵子)[3-2]を通して引き継がれたものと，受精後，後天的に一部の細胞(**体細胞系列**)[3-2]に生じ一代限りであるものがある．

環境要因 生活習慣と遺伝情報

人は，外部環境との相互作用で生きていかなければならないため，恒常的内部環境の調節機能(**ホメオスタシス**)が必要である．外部刺激(栄養摂取，喫煙，ストレス等)の大きさや，内部環境の調節機能の不調はホメオスタシス機能の異常をもたらし，身体の不調や機能不全，疾患を引き起こす．ホメオスタシス機能の程度にはゲノム・遺伝子が関わっている．

環境要因 異物の侵入と遺伝情報

微生物が体内に侵入する感染症や，放射線，化学物質の吸入，摂取，塗布，注入などにより，新たな疾患を発症したり，機能不全に陥ったり，胎児期の器官形成上の問題が引き起こされる．遺伝情報は，これらの外的因子に対する防御機能やホメオスタシス維持の機能に関係する．例えば，AIDS(後天性免疫不全症候群)やATL(成人T細胞白血病)といった感染症発症リスクには，ウイルス側の因子だけでなく，個人の**遺伝型**[2-1]の違いの関与が明らかになっている．

さらに環境要因は，体細胞分裂時のDNA複製の際にミスを起こし，**DNA損傷**の頻度を増やし，**DNA修復機構**に影響を与える[2-2]．これらが蓄積することにより老化，アポトーシス，がん化につながる．

9-1-4 診断と治療の概念

クライエントの診断にあたっては，医学的情報として，来談した目的やニードの聴取，**家族歴**[4-3]を通して家系内の既知の遺伝性疾患の有無について聴取する．それにもとづく診察や必要な諸検査(侵襲的な検査も含む)が計画される．これらの診察や臨床検査の結果から診断がなされるか，または遺伝学的検査を加えて**確定診断**[3-4]に至る．反対に，遺伝学的検査だけでは明確に確定できない場合に，臨床検査結果をふまえて総合的な判断によって診断にいたる場合もある．

遺伝学的検査によって疾患の原因となる遺伝子の病的変異を認めた場合には，その情報を用いて，血縁者の確定診断，**発症前診断**や**保因者診断**，**出生前診断**，**着床前診断**が(技術的に)可能となる(図2)．

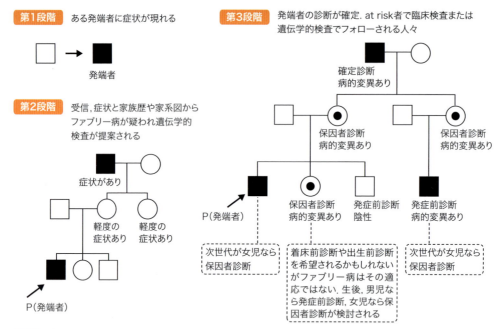

図2 遺伝性疾患が確定された後の他の家族への影響（X連鎖潜性遺伝疾患　ファブリー病の場合）

　正確な診断にもとづき，当該疾患患者がたどる自然歴を参考にしつつ，個別性に配慮しながら，発症前・発症後の治療選択，症状管理，就学・就労等の社会的支援，そして終末期の支援に至る．このような患者支援に加え，発症リスクがある血縁者（at risk 者）の身体的，心理社会的支援も遺伝医療の概念として重要である．

　現在までにヒトゲノムの構成や多様性，継承性に関する知識が蓄積され，研究成果によって，各疾患の一般概念，遺伝性（ゲノム，遺伝子，染色体等），病態生理，診断方法，治療法とケアに関する知識が再構築されている．特に，これまでは診断が難しかった疾患が，遺伝学的診断によって確定診断に至り，患者の血縁者においては未病の状態での診断が技術的に可能になったことは，診断そのものの概念を大きく変化させた．遺伝学的診断によって，当該疾患において予測される自然歴に沿った成長管理や症状管理，未発症者の早期発見，発がんリスクやがん再発リスク，遺伝情報にもとづいた個別化治療が可能になったためである．

9-2　遺伝・ゲノム医療の役割

　遺伝医療においては，詳細な家系情報は，正確な診断の助けとなり，正確な予後を推定することができ，遺伝疾患の発症前診断や発症予防が可能となる．また家族歴や家系情報[4-3]を丁寧にうかがうことを通して，発症者をめぐって家族が抱える問題，発症者と家族の関係にアプローチすることができる．

遺伝学的検査[3-4]は，遺伝医療を特徴づけるものの1つであり，臨床現場にも次々に導入され，周産期領域，小児領域，がん領域，神経難病領域，生活習慣病の領域にまで用いられている．

加えて注目すべきは，遺伝・ゲノム研究の進歩によってゲノム全体を網羅的に解析できるようになったことである．一度の遺伝学的検査で，家系情報によらない予想外の遺伝性疾患が明らかになったり（二次的所見[15-3-1]），遺伝学的検査が病気の罹りやすさを知る手段になりつつある．国内でも2015年から本格的にゲノム医療実現に向けた基盤整備がはじめられており，今後，さらに遺伝・ゲノム医療が拡大していくだろう．

9-2-1 あらゆる人を対象とした医療

遺伝医療は，発症者だけでなく**未発症者**[4-3, 5-4]も対象者となる．単一遺伝子疾患家系における発症リスクを有する血縁者へのケアや支援がその代表的な形態である．また生活習慣病等，多くの人々が罹患するような多因子遺伝疾患においても，遺伝的背景の評価が可能になり，それにもとづいた予防医療が展開されるようになる等，今後も対象は拡大していくだろう．

9-2-2 遺伝性疾患に対する恐れや偏見をなくし多様性を受け入れる社会づくり

遺伝医療がこれだけ急速に拡大し，社会的な認知が増した今でも，日本文化における「遺伝性疾患」に対する恐れや偏見は依然として高い．遺伝医療をさらに推進するためには，**多様性**を受け入れる社会と，遺伝子のバリアントや遺伝性疾患が特別なものではない事実の啓発が急がれる．

9-3 遺伝性疾患をめぐる課題と心理社会的側面の理解

9-3-1 遺伝情報の特徴にもとづく課題

❶ 生涯変わらない不変性

生殖細胞系列の**遺伝情報**[2-1, 3-4]は生涯変化しない（**不変性**[2-2]）．**単一遺伝子疾患**や**染色体異常症**の遺伝学的検査では，変えることのできない事実を受け止めなければならない．遺伝学的検査が陽性であることは，原因となる遺伝子そのものを治療するような根本的な治療が不可能な遺伝性疾患であることを突き付け，一時的にも**スティグマ（烙印）**を押されたと感じさせたり，将来への絶望感を抱かせたりする．

❷ 将来発症することを予測しうる予見性

遺伝子や染色体は，生涯不変という特徴をもつので，将来を予見できる（**予見性**）[3-4]．

例えば，単一遺伝子疾患患者の血縁者（at risk 者）は自分自身や次世代の子どもが発症するか否か不安を抱く．染色体不分離の可能性が高まる高年妊婦は，次世代の子どもが発症するか否か不安を抱く．そのような将来の不安を抱き，未発症者診断や保因者診断，出生前・発症前診断を希望する人々において，遺伝学的検査という選択が可能になった．

　遺伝学的検査の受検は，将来，疾患を発症する可能性が高いことを前もって知り，健康管理，発症後の対処法，予防を心がけるという利点がある一方で，前述したスティグマや絶望感のような負の反応を引き起こす可能性がある．そのため，当事者は，当該疾患に関する知識，症状管理や対処法，人生設計上の計画，周囲の理解者やサポートの有無等について検討を重ねる必要がある．このような検査前には，結果が陽性だった時にどのように対処するかを事前に十分考えておくように促す**予期的ガイダンス（Anticipatory Guidance）**が行われる．

❸ 血縁者との共有性

　遺伝情報は血縁者間で共有される（**共有性**）[3-4]．よって遺伝学的診断は，個人の診断にとどまらず，血縁者，すなわち親，きょうだい，次世代に波及しうる診断でもある．また当事者と配偶者やその家族との関係性にも影響を及ぼす可能性がある．例えば，成人期に発症する常染色体顕性遺伝疾患の診断を受けた患者の血縁者においては，今は未病であっても将来同一疾患を発症しうる人が明らかになる．そのことが，結婚や出産への葛藤，未発症者や配偶者の介護負担などの社会的課題を複雑化させる．一方で，同一疾患をもつ血縁者どうしで共有体験をもち，支えあうことができるというメリットもある．

❹ 遺伝情報のあいまい性

　遺伝学的検査結果の病的意義の判断は変わりうること，同じ遺伝型でも発症の有無・時期・症状・重症度に個人差がありうること，医学・医療の進歩とともに臨床的有用性が変わりうることから，遺伝情報がもつ意味には**あいまい性**がともなう．

9-3-2 遺伝性疾患をもつ人とその関係者が自責の念をもちやすい

　病的変異の継承により，疾患が血縁者に継承される．そのため，患者である親が「自分自身の病的変異をわが子に引き継がせた」という自責の念をもったり，患者が「自身が診断されたために他の血縁者にも同じ病的変異が継承された」ことに対して重責を感じることがある．例えば，常染色体顕性遺伝疾患の罹患者である親やきょうだい，常染色体潜性遺伝疾患の保因者である親やきょうだい，X連鎖潜性遺伝疾患の患者や保因者である母親やパートナーやきょうだい，ミトコンドリア遺伝病の子どもの母親，染色体構造異常をもつ保因者，先天性疾患をもつ子どもの親等，遺伝性疾患をもつ人をとりまく家族や関係者は，重要他者への自責の念を抱くことがある．さらに遺伝学的検査が陰性の人が，発症した関係者や陽性だった人に対し，自分だけ健康で申しわけないという**サバイバーズギルト**で苦しむことがある．

9-3-3 生涯にわたる生活管理・症状管理上で様々な体験をする

　遺伝医療により，遺伝性疾患を診断できる時期が早まっている．疾患によっては，胎児期，新生児期や小児期に遺伝学的検査によって診断がなされ，早期に症状管理をはじめることができる．例えば，先天代謝異常症では生後すぐに診断がなされ，生涯にわたる治療が開始される．親や医療者は，成長を機に子どもに遺伝的特性を伝えはじめる．また成人期に発症する遺伝性疾患の場合は，本人が遺伝性疾患の at risk 者であると知ることで，発症前から健康診断の受検や予防行動の機会を得る．

　以上のように遺伝性疾患だと診断された本人，at risk 者，取り巻く人々は，各々の成長過程・病気の進行過程で遺伝的特性から予測される健康課題や心理社会的課題について取り組み，各ライフステージにおいて様々な経験をする．

9-3-4 同じ体験者との交流がもたらす効果は高い

　多くの遺伝性疾患は患者数が少ない**希少疾患**[8-4]であり，診断された本人も家族も関係者も，疾患の概要がつかめず，将来の人生を想像できない．当事者は，症状の対処法や子育て，就学や就労，旅行やレクリエーション，人生設計の転換期の意思決定など，より安定した家庭生活や社会生活を送るための情報を求めている．医療者は診断や治療の管理はできるが，これら情報ニーズには十分な対応が難しい．そのため，同じ経験をしている人やすでに克服した人，異なる世代(青年期から老年期)を生きる人との交流が，個人の適応力を高めていくことには有効である．

　患者会など小集団の交流は，他者との交流を通して，物事の見方や考え方が広がり，「こうでなければいけない」と思っていた呪縛を解き，より自由に生きる手助けになる．

9-3-5 身近な地域社会での生活の支えが不可欠である

　遺伝性疾患をもつ多くの患者・来談者や家族は，孤立しがちである．疾患を有することが地域社会との交流を難しくし，交流する術すらもたない家族も少なくない．家族内に複数の人が同一疾患を発症した場合には，生活を維持していくための支援や調整は必須であることから，専門職による積極的なアウトリーチ活動が重要となる．

　指定難病の多くが遺伝性疾患である．小児慢性特定疾病医療費助成や難病医療費助成[8-2]は，申請を通じて，地域にどのくらいの難病患者がいるかを把握し，保健福祉・行政サービスを提供する制度である．後者では毎年，指定疾患が見直されているが，さらに多くの遺伝性疾患にサービスが行き届くよう整備が求められている．

9-4 当事者を取り巻く社会

9-4-1 遺伝学的検査の普及がもたらすもの

❶ 一般診療において

　遺伝子解析技術の進歩は，疾患の病態解明に寄与し，今後も疾患の原因遺伝子の同定が進むであろう．遺伝学的検査は，末梢血採血で容易に実施できることも相まって，臨床像から推定された診断を根拠づけるための検査として，一般診療において実施拡大が想定される．

　遺伝学的検査が簡易になったことは，診断確定のために侵襲的で苦痛が大きい検査を回避できるというメリットがある一方で，遺伝学的検査前の話し合いや熟考が不十分なままでの受検が起こりうるという点はデメリットといえる．

　遺伝学的検査のうち，有症者における確定診断を除き，発症前診断，保因者診断，出生前診断や着床前診断は未発症の時期に実施する検査である．未発症者が遺伝学的検査受検を希望する際には，自ら受検したいのか，周囲からの圧力はないか，メリットとデメリットを十分に理解しているのか等を確認・傾聴しつつ，遺伝医療部門[8-3]と連携しながら未発症者の意思決定をサポートする．

❷ 社会において

　遺伝学的検査によって，疾患を発症前から予測するという，これまでの医療の枠組みでは成しえなかったことが可能になった．そのことは社会に大きなインパクトと変化をもたらしている．例えば，母体の末梢血を用いて胎児の染色体異常を診断するNIPTが新型出生前診断[11-2-2]として2012年にマスメディアに大々的に取り上げられた．この影響で出生前検査の受検において社会的圧力を感じた妊婦も少なくない．また特定の染色体疾患のある人やその家族は，「存在自体を否定されたようで悲しい」と感じたと語っている．

　その他の新たな問題として，**消費者直結型(DTC)遺伝子検査**[15-3-2]の増加がある．DTC検査は体質を遺伝子によって調べ，多くの疾患に関する発症リスク予測するとうたっている．しかし，現状ではエビデンスにもとづいた明確な結果を提供するものではないことから，消費者が誤解を抱く可能性がある．看護師は，社会の人々がどのような情報ニーズをもち，人々がどのように健康情報を理解し，自分のものとしてとり入れ，日常生活において効果的に活用しているか，知る努力が必要である．

9-4-2 遺伝情報の特性をふまえ，個人の尊厳を守る倫理的配慮が求められる

　遺伝情報の主たる特性[3-4]は，不変性，共有性，予見性，あいまい性であり，ゲノムデータ[2-1]とそれにまつわる大量の情報の秘密(プライバシー)保持が必要である．秘密が守られるとクライエントは自分の症状，悩み，恐れを躊躇なく話すことができる．それによって

精確な診断が可能になり，治療方針が確定することから，質の高いケアの提供につながる．それに伴ってクライエントは，治療方針に同意し積極的に医療ケアを受けるようになる．

また，遺伝情報については「いつ知らせるか」について熟慮が必要である．遺伝性疾患を家族に公表することにより，発症者や保因者の立場，配偶者に代表される家族内の非血縁者との関係性，家族全体の関係性が一時的に変化する．患者や家族がこの事実を受けとめ，遺伝性疾患を受容していく過程には医療職による長期的なサポートが必須である．

9-4-3 希少疾患の患者家族のサポートグループと医療者のパートナーシップ

希少疾患と診断された人は，同疾患を経験している人から励まされる．わずか数人の集まりであっても，病の体験を共有し，症状管理や生活管理の智恵を分かち合い，人生の目標達成のために励ましあう関係性が生まれる．

1998年，ボランティア活動をはじめとする市民の自由な社会貢献活動としての特定非営利活動の健全な発展の促進を目的に，特定非営利活動促進法が施行された．現在，患者・家族の集まりが，社会を変えていこうとする非営利組織として活発化している．科学者・医療者が，患者・家族のサポートグループを尊敬し，パートナーシップ関係を維持することは，よりよい医療と社会の創生につながる．

9-4-4 切れ目ないサポート，必要な社会資源の提供

遺伝性疾患当事者の生活がより豊かになるためには，症状や障害を補足するサービスが有効である．主なサービスは，児童福祉法（障害者支援）と障害者総合支援法にもとづく．2018年から施行される主なサービスを表1に挙げた．

9-5 遺伝看護の視点

遺伝看護実践は，遺伝性疾患の特徴と，患者や家族の体験をもとに展開する．ここでは，3つの遺伝看護の視点を紹介する．

9-5-1 遺伝性疾患による症状や苦悩を緩和し，潜在する力を発揮するための看護

遺伝看護は，遺伝性疾患による症状や苦悩が何かを判断すると共に，その人にとっての健康を保持増進するための，その人自身がもつ潜在能力や可能性を探求する．ここで，その人にとっての高いレベルの健康とは，生活環境のなかで，自己の可能性を最大限発揮することをめざして統合的に機能しうる状態をいう．対象となる患者およびその家族の潜在能力や可能性をふまえて，個人の基本的欲求を満たし生活の質を維持する看護，潜在する力を発揮するための看護，個々の力に合わせたセルフマネジメント・セルフケ

知的・発達障がいのある人のライフステージに応じた福祉サービスや支援制度（2018年4月以降）

	支援やサービスの種類	子ども期（0歳から18歳）	青壮年期（18歳から65歳）	老年期（65歳以上）
福祉サービス	ホームヘルプ	着替えや入浴などの身体的介助、保護者の緊急時の負事事などや洗濯等、通院等介助、家事援助、通院等介助、行動援護など	着替えや入浴などの介護（身体介護）、家事支援や声かけ、見守りなどの付き添い事業、通院等介助、行動援護、重度訪問介護（重度訪問介護）	原則としては介護保険のホームヘルプサービスが適用される（共生型の指定事業所は継続利用可能。また、市町村の判断で総合支援法の利用も可能）
	移動支援・外出支援	保護者が付き添えないときの移動支援や生活力向上のための外出支援など（移動支援、行動援護など）	本人活動や余暇のための外出支援など（移動支援、行動援護、重度訪問介護の外出加算など）	介護保険には本人活動や余暇のための外出支援サービスはないため、引き続き利用可能
	日中活動支援	未就学児の療育支援（児童発達支援）、学齢児の放課後支援（放課後等デイ）、保育所等への専門職派遣（保育所等訪問支援、自宅への専門職派遣（居宅訪問型児童発達支援）	必要な介助を受けながらの日中活動（生活介護）、軽作業などに参加活動を中心とした日中活動（地域活動支援センター、小規模作業所）	原則は介護保険のデイが適用される（共生型は継続利用可能。また、市町村の判断で総合支援法の利用も可能）
	就労支援	特別支援学校を中心とした職業教育	企業就労に向けた支援（生活訓練、就労移行支援、雇用型福祉就労（就労継続A型）、非雇用型福祉的就労（就労継続B型）、就労後フォロー（就労定着支援）	介護保険には就労支援のためのサービスはないため、引き続き利用可能
	一時預かり支援	保護者の所用時や緊急時の一時的預かり（日中一時支援、短期入所）	家族の所用時や緊急時の一時的預かり（日中一時支援、短期入所）	原則は介護保険の短期入所を適用（共生型は継続利用可能。また、市町村の判断で総合支援法の利用も可能）
	住まいの支援	障がい児のいる世帯の公営住宅入居（抽選）の優遇措置あり	専門施設での支援（施設入所）、少人数での地域生活（グループホーム・福祉ホームなど）、独立生活者への巡回訪問支援（自立生活援助）	認知症については介護保険のグループホームが適用される（認知症でない場合は総合支援法のグループホームの継続利用も可能）
	福祉用具	車いすや補聴器など、身体機能を代替する福祉用具（補装具）、介護ベッドやマットなど日常生活の利便性を高めるための福祉用具（日常生活用具）、※一部レンタル導入	車いすや補聴器など、身体機能を代替する福祉用具（補装具）、介護ベッドやマットなど日常生活の利便性を高めるための福祉用具（日常生活用具）、※一部レンタル導入	原則としては介護保険の福祉用具が適用される
	相談支援	生活全般・福祉サービスを利用する際のコーディネート事業所調整などの相談（障害児相談支援）、子どもの発達支援、総合支援法の相談（就業・生活支援センター、自閉症など発達障がい専門の相談、スクールカウンセラー）	生活全般・福祉サービスを利用する際のコーディネート事業所調整などの相談（障害児相談支援）、就労に関する相談（就業・生活支援センター、自閉症など発達障がい専門の相談）	原則としては介護保険のケアマネや地域包括支援センターを利用（障がい特性を踏まえる必要がある場合は障害者相談支援を併行することも可能）
	医療費助成制度	乳幼児対象の医療費助成（乳幼児医療費助成制度）、重度障がい児対象の医療費助成（重度障害児医療費助成制度）、重度障がい児の教育医療に関する助成（自立支援医療）	中・重度障がい者対象の医療費助成（重度障害児医療費助成制度）、障がいの内容に応じた医療費助成（自立支援医療）、65歳以上の後期高齢者医療制度に移行（自己負担1割）	老年期になっても、障がいの内容に応じた医療費助成（自立支援医療）・・・
お金	一般的な手当・年金	全ての児童を対象とした手当（児童手当）、低所得のひとり親世帯を対象とした手当（児童扶養手当）	—	老年期になっても、障害基礎年金を継続的に受給することが可能だが、老齢年金（一般的な高齢者向け年金制度）との選択（ダブル受給は不可）
	障害系の手当・年金	障がい児を扶養する保護者等を対象とした手当（特別児童扶養手当）、重度障がい児を対象とした手当（障害児福祉手当）、※いずれも在宅のみ対象	中・重度障がい者を対象とした年金（障害基礎年金）、重度障がい者を対象とした手当（特別障害者手当）、※長期間の一般就労をしている場合は老齢厚生年金への切り替えを検討	
	各種割引や減免	手帳の等級に応じて、各種の割引や減免が利用可能 ・鉄道、バス、タクシー、有料道路などの料金　・所得税、住民税、自動車税などの税金　・博物館や美術館など公共施設の利用料　・郵便はがきの無料配付（青い鳥郵便はがき）　など（各種割引や減免は地域によってかなり差があります）		

※本中のサービスや制度は主なものですが、詳しくはお住まいの市町村にお尋ねください。また、手帳の等級や所得状況等によって受けられるサービスや制度は異なります

表1 知的・発達障がいのある人のライフステージに応じた福祉サービスや支援制度（2018年4月以降）

作成：又村あおい（全国手をつなぐ育成会連合会 政策センター委員／機関誌「手をつなぐ」編集委員）

ア力を獲得するための看護，ストレスフルな状態や課題に取り組むための対処能力や回復力を支える看護を提供する．

9-5-2 遺伝情報を役立てる看護

遺伝医療では，個人または家族が，生活設計上の選択を自らの意思で決定し行動できるよう，遺伝学的診断が行われ，医学的判断にもとづいた適切な情報が提供される．さらに将来，時機にあったサポートが得られるよう，遺伝カウンセリング[8-3]が行われ，治療および看護計画が立てられる．遺伝情報を役立てるためには，一般診療と**遺伝・ゲノム医療**[8-4]のすべてのプロセスにおいて，患者とその家族およびそれぞれの医療従事者間の十分なコミュニケーションが不可欠である．

遺伝情報を役立てる支援の第一歩は，発症者，非血縁者である配偶者，保因者，at risk 者を含む家族全体を見渡すことである．そして個々人において将来，自身または次世代の人々が経験するかもしれない課題を判別し，生活習慣の改善や健康管理，職業選択等の環境への適応，結婚や生殖に関する家族形成計画等の葛藤，意思決定，トランジション(移行)についての支援を行う．

個別化医療においては疾病の予防，早期発見，症状管理を効果的に行うために，その人の現病歴，既往歴，家族歴，生活歴や家系図が重要な情報となる．これらの情報は遺伝要因の寄与と環境要因の双方の情報を含んでおり，家族内に潜む健康上の問題と同時に解決策も引き出せる可能性がある．がん領域では，がんゲノム医療[14-4-1]とよばれる個別化医療が先駆的に実施されている．がんゲノム医療では，がん細胞の遺伝情報のもとづいた診断，治療，予防，さらに生殖細胞系列の遺伝情報をもとに患者や家族の発がんリスクの評価が行われている．

9-5-3 家族どうし，同疾患をもつ者どうし，地域関係者と共に取り組む看護

遺伝看護は，患者，at risk 者，その他の家族が遺伝性疾患をめぐり，どのような課題をもつか見極めることからはじまる．そして，診断・予防・治療に伴う意思決定支援と，QOL向上をめざした生涯にわたる療養生活支援を行い，世代を超えて必要な医療・ケアを受けることができる体制を整える．遺伝情報がもつ継承性という特性から，血縁者が同じ病気を発症する可能性がある．そのため，遺伝看護の対象が患者のみならず血縁者に広がることは必然である．

遺伝性疾患をもつ人と at risk 者の生涯にわたる健康管理，就労や社会参加の機会のサポート，進行性疾患に罹患している人の症状管理とQOL維持のためのケア方法，家族の負担の軽減するために短期療養(地域包括支援病床など)施設との連携や地域在宅ケア体制を整備していく．さらに，同一疾患をもつ人とその家族とのつながりをもち，共通した課題に取り組む仲間づくりをすることは，希少疾患の多い遺伝看護領域では特に重要といえる．

重要語

☐多様性　☐継承性　☐健康の概念　☐疾病の成り立ち　☐遺伝・ゲノム医療
☐個別化医療　☐遺伝的特性　☐遺伝情報　☐不変性　☐予見性　☐共有性　☐あいまい性
☐遺伝学的検査　☐家系図　☐未発症者　☐予期的ガイダンス　☐サバイバーズギルト
☐消費者直結型（DTC）遺伝子検査

章末問題

問1 遺伝医療における予期的ガイダンスの説明で正しいのはどれか．
① 予測される病気の経過を説明すること．
② 病気の治療法について選択肢を提示すること．
③ 検査方法と実施方法，結果を得るまでの期間の長さについて説明する．
④ 結果が陽性だったときにどのように対処するか事前に考えておくように促す．

問2 at risk者の遺伝学的検査の受検に関する説明で適切なのはどれか．
① 受検時期は速いほうがよい．
② 本人に受検の意思がある．
③ 結婚前や妊娠中がよい．
④ 親族の合意が必要である．

問3 サバイバーズギルトの説明で正しいのはどれか．
① 遺伝学的検査を勧めた医療者が罪責感をもつこと．
② 遺伝学的検査を受検しないことに罪責感をもつこと．
③ 遺伝学的検査で陽性だった人が親族に対して申しわけないと思うこと．
④ 遺伝学的検査で陰性だった人が，病気をもつ家族に申しわけないと思うこと．

問4 遺伝医療における看護師の役割として適切でないのはどれか．
① 遺伝に対する偏見から患者と家族を遠ざける．
② 遺伝的リスクを評価し，遺伝カウンセリングにつなぐ．
③ 疾病の成り立ちについて患者や家族が理解するのを助ける．
④ 発症者の症状管理と同時にat risk者の発達課題への支援を行う．

正解はwebで→

コラム

　遺伝性疾患をもちながら生きる詩人の詩から，＜健康とは何か＞について考えてみたい．

　詩人　岩崎 航（いわさきわたる）氏は1976年仙台市生まれ．3歳時に進行性筋ジストロフィーを発症した．20歳を過ぎた翌年に経管栄養を開始し，翌々年に人工呼吸器を使用開始し，29歳で胃瘻造設した．生活のすべてに介助を必要とする日々を送っている．

　25歳から詩を書きはじめ，その後「五行歌（ごぎょうか）」に出会い，詩集『点滴ポール』を出版した．（病名，病気の経過は作者のあとがきより）

　　雪が降っていて
　　手鏡を
　　そっと
　　差し出す
　　母がいる

　　僕自身も
　　だれかの
　　伴走者となって
　　初めて
　　完走できると思う

　　書いてみる
　　意外に書ける
　　萎（な）えていたのは
　　手じゃない
　　思いの力

> 呼吸器無しで，思い切り，心地よく，息を吸いたい．
> でも，それができていた子どものころに戻りたいとは思わない．多く失ったこともあるけれど，今の方が断然良い．
> 大人になった今，悩みは増えたし，深くもなった．生きることが辛いときも多い．
> でも「今」を人間らしく生きている自分が好きだ．
> 絶望のなかで見いだした希望，苦悶の先につかみ取った「今」が，自分にとって一番の時だ．そう心から思えていることは，幸福だと感じている．
>
> 『点滴ポール〜生き抜くという旗印』（詩・エッセイ／岩崎航），
> ナナロク社，2013より

　岩崎航氏は病をもちながらも自己の存在や人生について，創造的に豊かに生き，また社会に大きな影響を与えておられる．引用した詩や文章を通して，身体の機能が失われても，思いの力によって成し遂げられる，また誰かの「伴走者」となろうとしている，そして何も言わなくても差し出されるケアに囲まれていることを表現している．

Unit 2　遺伝看護の展開

Chapter 10

小児期に発症する遺伝性疾患を有する子ども・家族への看護

学習目標

1. 小児期に発症する遺伝性疾患，先天性疾患の種類と特徴について説明できる．
2. 遺伝性疾患をもつ子どもとその家族に生じうる身体的，心理的，社会的問題について説明できる．
3. 遺伝性疾患をもつ子どもの生涯にわたる支援の必要性と成人への移行（トランジション）について説明できる．
4. 子どもに対する遺伝看護の視点を説明できる．

10-1 健康・疾病・診断と治療の概念

10-1-1 小児期に発症する遺伝性疾患における多様性と継承性

　小児期に発症する遺伝性疾患の多くは**先天性疾患**[6-4](表1)である．先天性疾患とは，生まれつきからだの機能異常や形態異常を示す疾患の総称である．多くの先天性疾患では各疾患の患者発生頻度は低い（希少疾患）が，先天性疾患全体では少なくなく出生児の3〜5％となる．原因の違いにより，**単一遺伝子疾患**[5-1]，生殖細胞期に生じる**染色体異常症**[7-1]，胎生期の胎内環境の変化のうち妊娠初期の胎芽期に生じ器官・臓器形成に影響する胎芽病，それ以降に生じる胎児病[6-3]がある．先天性疾患の半数以上は**多因子遺伝疾患**[6-2]であり，必ずしも親から継承するとは限らない．また，1つの疾患のなかでも，重症度や頻度は様々であり多様性がある（表2）．

疾患名		概数（出生1,000人あたり）
顔面	口唇・口蓋裂/口唇裂	1.8
中枢神経系	水頭症 二分脊椎	0.7 0.5
先天性心疾患	心室中隔欠損 心房中隔欠損 動脈管開存	1.7　⎫ 0.6　⎬（先天性心疾患） 0.6　⎭　は全体で10
腎・泌尿器	尿道下裂 嚢胞性腎奇形	0.4 0.4
消化管	十二指腸・小腸閉鎖 横隔膜ヘルニア 鎖肛 臍帯ヘルニア	0.6 0.5 0.5 0.4
整形外科	多指症 合指症 多趾症	1 0.5 0.5
耳鼻科	非症候性難聴	1
染色体異常	21トリソミー	1

表1 主な先天性疾患
『遺伝医学』第2章より．

- それぞれの疾患は希少だが，全体ではまれではない
- 合併症は複数の臓器にわたり，症状は年齢と共に変化する
- 長期的な経過をたどり，成人に移行（トランジション）する
- 同じ疾患でも症状は子どもにより幅がある
- 疾患固有の特別な健康管理やケアを必要とする
- 疾病の経過といった自然歴が示され，治療や健康管理ができる疾患が増えている
- 遺伝性疾患（先天性疾患）の原因には様々あり，必ずしも継承しない
- 特徴的な形態異常を伴う疾患がある
- 潜性遺伝疾患家系の子どもは無症状でも保因者のことがある
- 疾患をもつ子どもだけでなく，その家族についても配慮する必要がある
- 子どもの成長発達の経過に合わせて，その疾患をもつ生活に適応することが課題となる

表2 小児期に発症する遺伝性疾患の特徴

10-1-2 小児の健康の概念

臨床的見方

子どもの健康の評価は，形態からはじまる．胎児期の超音波診断や，出生後の身体計測と共に，身体のプロポーションや，顔貌や全身の形態の変化により評価される．また，先天代謝異常症は，新生児期に未発症またはきわめて早期での診断を目的として実施されている**新生児マス・スクリーニング検査**（表3）で発見される疾患もある．その後の成長過程では，身体発育に加えて運動機能，認知機能，言語の獲得や社会性・対人関係が評価される．乳幼児健康診査では，生まれた時は明確ではなかった発達遅滞や健康状態の評価が疾患の診断につながる場合もある．子どもの身体発育や発達には個人差があり，評価は全体の平均に合わせた標準範囲内かどうかという視点と共に，個々の子どもの在胎週数や出生体重の影響も考慮し，成長発達の経過に合わせた視点も必要である．また，健康状態によって分泌物吸引や経管栄養といった医療的ケアを必要とするが，医療行為としての意味ばかりでなく，生命や健康生活を支える日常的な生活行為として捉えることができる．

分類	疾患名
アミノ酸代謝異常症	フェニルケトン尿症，メープルシロップ尿症，ホモシスチン尿症，シトルリン血症1型，アルギニノコハク酸尿症
有機酸代謝異常症	メチルマロン酸血症，プロピオン酸血症，イソ吉草酸血症，メチルクロトニルグリシン尿症，ヒドロキシメチルグルタル酸血症（HMG血症），複合カルボキシラーゼ欠損症，グルタル酸血症1型
脂肪酸代謝異常症	中鎖アシルCoA脱水素酵素欠損症（MCAD欠損症），極長鎖アシルCoA脱水素酵素欠損症（VLCAD欠損症），三頭酵素/長鎖3-ヒドロキシアシルCoA脱水素酵素欠損症（TFP/LCHAD欠損症），カルニチンパルミトイルトランスフェラーゼ-1欠損症（CPT-1欠損症），カルニチンパルミトイルトランスフェラーゼ-2欠損症（CPT-2欠損症）

表3 タンデムマス法を用いた新生児マス・スクリーニング検査の対象と考えられる疾患
2017年7月7日厚労省雇用均等・児童家庭局母子保健課長通知より．

社会的見方

子どもは成長発達過程において，乳児期に，人間関係の基盤である基本的信頼関係を獲得し，社会性を身につけ，役割を学んでいく．遺伝性疾患によっては，子どもが健やかに快適な生活を送るために医療的ケアが必要になる．乳幼児期にはほとんど親が医療的ケアを担うが，子どもの成長に伴い，子ども自身に移行していく場合もある．

保育所や学校などの集団生活に入る時には，食事制限や運動制限，行動上の問題，特有の認知，特徴的な容姿等について，周囲の人々の理解や協力が欠かせない．さらに思春期になると，子ども自身は社会的自立に向けた準備をするようになり，周囲や社会制度による保障が自立や就労に影響を及ぼす．

環境への適応という見方

乳児や幼児は，身体の機能が未熟であることから養育者の手助けを必要とする．さらに遺伝性疾患を有することで，医療的ケアや健康管理の必要性が増す．例えば，先天代謝異常症では食事療法，先天性心疾患では酸素吸入，神経筋疾患では人工呼吸器の装着が生命維持のために必要な場合がある．環境への適応の過程で身体的に得られる感覚や情緒的な体験は，その後の環境への適応までの時間に影響し，発達そのものの様相となっ

て現れる．そのため，遺伝性疾患と診断された子どものもつ身体の機能や発達段階に配慮した環境整備はとても重要である．

全人的な見方

「児童の権利に関する条約(**子どもの権利条約**)」では，18歳未満を「児童(子ども)」と定義する．すべての子どもは，①安全な環境や栄養を得て健やかに成長し(生きる権利)，②あらゆる種類の差別や搾取から守られ(守られる権利)，③教育を受け適切な遊びや休みまた考えや信念が守られ成長し(育つ権利)，④自分に関わることに対して自由に意見を述べ仲間とグループをつくって活動すると共に適切な情報が与えられる(参加する権利)保障を定めている．健康上または生活上の課題をもつ子どもにおいても，4つの権利は擁護されなければならない．

　子どもは成長発達過程にある存在である．発症した子どもも，個々の成長発達のペースに伴って，大人へとなっていく．その過程は，子どもの健康や生活に関わっている家族との協働と共に医療・福祉・教育の体制を含めた包括的な捉え方にもとづく．そのため，**家族中心のケア**(family-centered care)の理念にもとづき，家族をパートナーとして位置づけ協働する必要がある．

10-1-3 小児期に発症する遺伝性疾患の成り立ち

　小児期に発症する遺伝性疾患の原因は，❶単一遺伝子疾患[5-1]，❷多因子遺伝疾患[6-2]，❸染色体異常症[7-1]，の3つに分類される．同じ疾患であっても，症状には個人差がある．

❶ 単一遺伝子疾患

　小児期に発症する単一遺伝子疾患の多くは潜性遺伝であり，例として**先天代謝異常症**が挙げられる．先天代謝異常症は生体内での物質の変化(代謝)に影響する**酵素タンパク質**に関わる単一遺伝子に病的変異[3-2]をきたし，体内の物質代謝に障害をきたす疾患群である．小児期に発症する単一遺伝子疾患は新生児期や乳児期の症状により気づかれる疾患もあるが，進行性筋ジストロフィーのなかで最も頻度が高いDuchenne(デュシェンヌ)型筋ジストロフィーのように，自立歩行が可能になった後の2～3歳頃に転びやすい，階段昇降を嫌がるなどをきっかけに幼児期に気づかれる疾患もある．

❷ 多因子遺伝疾患

　先天性形態異常(先天奇形)では症状は体の臓器のどの部分にも生じる可能性がある．臓器として心臓(先天性心疾患)の頻度が高く，出生児の約1％を占め，なかでも心室中隔欠損は最も頻度が高い．先天性心疾患の原因のほとんどは多因子遺伝であり，その原因を特定することは難しい．口唇・口蓋裂，二分脊椎等の形態異常や，発達障害等も多因子遺伝疾患である．

❸ 染色体異常症

　染色体異常症は，染色体の数や構造の異常により発症する疾患群である[7-1]．対象となる染色体(常染色体か性染色体か)や過不足となる染色体領域の大きさにより症状が異な

る．同じ染色体異常でも，出生直後に手術を要する重症合併症を複数もつ例からほとんど治療を必要としない例まで，症状，合併症の種類や精神・運動発達遅延の程度には個人差がある．

　最も頻度の高い染色体異常症に21トリソミー（ダウン症候群）がある．21番染色体はヒトの常染色体のなかで最も遺伝子数が少ないため過剰染色体による影響が小さく，出生に至る比率が高い．95％は数的異常（標準型）であるが，構造異常（転座型）でも生じる．ただし，標準型は染色体不分離で生じ，発生頻度は母体の年齢で上昇する．転座型では，転座染色体を親から継承していることがある．21トリソミーで認める症状に，新生児期の筋緊張低下，顔貌の特徴（扁平な鼻，内眼角贅皮，眼裂斜上），精神・運動発達遅延と共に，半数に先天性心疾患や難聴，約10％に消化管閉鎖，白内障，甲状腺疾患，1％以下だが白血病，等がある．

10-1-4 小児の診断と治療の概念

　小児期に発症する遺伝性疾患は，様々な臓器合併症を併せもち，症状はときに年齢と共に変化する．近年の医療の進歩により遺伝性疾患をもちながらも育まれる子どもが増え，成長し，長期的な経過をたどり成人期に**移行**（トランジション）する．例えば，小児期発症の先天性心疾患患者の多くは外科治療の進歩と内科管理の向上により，成人を迎えるようになった．現在，乳児期を過ぎた先天性心疾患をもつ子どもの90％以上は成人となっている．先天性心疾患として治療を受けた成人女性の大部分は，適切な管理により妊娠出産が可能となっている．

　遺伝性疾患の診断は，子どものよりよい成長発達を保証し，個人にとり有益なサポートを創り出す手段になることが期待できる．つまり，診断の確定が，その疾患に合わせた自然歴をもとに見通しをもった治療と健康管理につながる．近年では，臨床症状からは診断の難しかった疾患が，遺伝学的検査によって診断が可能になってきている．

　小児期に発症する遺伝性疾患の治療の目的は，疾患の治療可能性により異なる．先天代謝異常症は，代謝前の物質が蓄積し，生成する物質（代謝産物）が欠乏する病態であり，代謝できない物質が入っていないミルク（特殊ミルク，除去ミルク）の使用や欠乏する物質の補充，欠損する酵素補充療法といった治療により症状出現の予防または軽減が可能となる．

　一方，染色体異常症では，様々な合併症への適切な時期での対症療法が中心となる．例えば，21トリソミーでは，年齢に応じた合併症の早期発見・治療をめざし，基本的に小児科医が中心になり包括的な診療を行うが，耳鼻科，眼科，整形外科等，合併症によって専門の診療科，複数の診療科の関わりが必要となる（**表4**）．思春期以降は特に肥満や糖尿病，痛風等に注意する．思春期以降の諸症状，就労相談，成人期の対応，ときに出生の相談まで21トリソミーとしての一貫したフォローが有用となる．21トリソミーの生命予後は合併した先天性心疾患の重症度等に左右されるが，日本人の平均寿命は50歳を超える．

時期	主な医学的対応	子育て支援	社会支援
乳児期	合併症(先天性心疾患・消化管疾患)治療 血液疾患・甲状腺機能の精査開始 聴覚・視覚の精査開始 成長・発達の評価	親の障害受容の心理支援 食習慣形成(授乳, 離乳食, 幼児食の進め方) コミュニケーション方法(言語療法含む) からだづくり(ダウン症児のための赤ちゃん体操)	小児慢性特定疾病医療費助成
幼児期	頸椎不安定性(3歳と6歳)や外反扁平足のチェック(装具や足底版の必要性検討)	療養や保育の環境調整	療育手帳 特別児童扶養手当 障害者手帳
就学時	就学相談 心理検査(IQ測定) 発達障害への対応	就学の準備	特別支援学校 特別支援学級
学童期	定期チェック, 生活習慣の見直し	身辺自立の推進 対人関係や集団生活のルール 学び, 健康的な食生活や運動習慣の獲得	障害年金申請準備
思春期	急激退行※の有無を評価	性に関する学習 就労に向けた準備	
成人期以降	生活習慣病の早期発見・早期治療	就労, 余暇, 仲間づくり	
次子の妊娠期(親)	出生前診断をどう考えるか		

表4 21トリソミーの年齢ごとの主な課題と対応

※は『「ダウン症候群における社会性に関連する能力の退行様症状」の診断の手引き』(日本小児遺伝学会ホームページ:http://plaza.umin.ac.jp/p-genet/)による.

10-2 遺伝・ゲノム医療の役割

　すべての遺伝性疾患において,遺伝要因の関与が明らかになっているわけではない.遺伝要因が明らかな疾患では,発症した子どもの遺伝情報は不変性,予見性,共有性をもっており,親やきょうだいの遺伝情報や疾患リスクを得ることにつながる.例えば,先天代謝異常症の多くは常染色体潜性遺伝[5-2-2]であり,子どもの診断によって症状のない親が保因者と推定される.常染色体潜性遺伝やX連鎖遺伝[5-2-3]の場合は,疾患を有する子どものきょうだいには罹患者や保因者の可能性がある.多因子遺伝疾患においても,発症した子どもの診断は,血縁者の発症リスク増に関する情報となる.例えば,先天性心疾患では,発症した子どものきょうだい(同胞)に再発する頻度は2～5%であり,一般の発症頻度(約1%)の2～5倍と高くなる.

10-3 遺伝性疾患をもつ子どもと家族の心理社会的側面の理解

　小児期に発症する遺伝性疾患では,発症した子どもだけでなく,その家族についても,心理社会的側面の配慮が必要である.一つひとつの遺伝性疾患は希少で社会的な認知が低いばかりでなく,本人,家族の疾患に対する認識も異なっている.様々な問題の壁にぶつかり不安や恐怖を感じると共に,社会からの偏見に苦しむことも多い.

10-3-1 遺伝性疾患と向き合う子どもの思い

　発症した子どもはそれまでの治療や生活のなかから，自分の体の状態について，少しずつ理解，自覚をしていく．一方，子どもの親は，疾患そのものや遺伝性疾患を継承してしまったことに対する罪悪感を抱いたり，子どもの認知発達の遅れから過保護や過干渉になることもある．発症した子どもの**意思決定**を尊重し，子ども自らが疾病と治療を理解できるよう様々な支援が必要となる．

　遺伝性疾患を有する子ども自身の最終的な課題は，自らの疾患に向き合っていくことである．子どもの成長に伴って自己の疾患を理解するために遺伝性疾患であることも伝えなければいけない（表5）．発症した子どもの病気の原因をしっかりと伝え理解を促す過程では，医療者や親が子ども自身と正面から向き合うことになる．子どもにとって，最も信頼をする人からしっかりと向き合って話をされることが納得につながりやすい．伝える時期は，子どもの理解力，心理状況，対処能力，周囲の環境等により受け止め方や対処のしかたに違いがあるが，学童期が一つの目安となる．親は，「まだ早い」「結婚を考えるようになったら話す」「悲しませたくないから」等の理由から話を遠ざける場合もある．しかし，子どもにとって自身の疾患に関する情報は，将来の進学や職業選択・就職，結婚等の人生選択において，重要な情報となる．その疾患と共に生き，将来も含めたライフステージに合わせた解決策を考えられるように，正しい情報を提供するには遺伝カウンセリング[8-3]を活用することもできる．

遺伝に関する理解 →				
視覚的な違いに気づき，質問を始める．自分たちにも同じようなことが起こるのかを聞き始めることもある．この状態は目の色が違うように両親と子どもの生物学的関係の結果であると理解する子どももいる．	目に見える状態を理解する，または，どのようにそのことが日常生活に影響しているのかを理解する．家族を通して伝えられる状態のなかで遺伝の概念を理解するが，その継承パターンについてはまだ理解していない．	将来に起こるとされる状態や死について理解しはじめる．親との関連のなかで遺伝について理解するが，自分の将来の子どものことまでは考えていない．遺伝に関する用語を使いはじめるがしっかりその意味を理解しているわけではないし，遺伝パターンやリスクの程度などについて正しく理解しているわけではない．	自分の健康に影響する遺伝子をもっているかもしれないと考えはじめる．まだ進行していく段階ではないが，死についてより鮮明に理解しはじめる．さらに，遺伝パターンについて描写できるようになり，自分たちの将来の子どもについて何かしらの意味合いがあることに気づきはじめる．	自分の状態についてより広く示唆をもたせて考えはじめる．また，より自分自身と関連付けさせて考えはじめる．将来のキャリアに対する選択肢や恋愛関係にいかに影響するかということに気づく．遺伝の検査に関する自分自身による決定が他の家族員に影響を及ぼすことに気づく．
7歳まで	8〜11歳	12〜14歳	15〜17歳	18歳以上
比較的表面的なレベルで情報を得ていると考えられる．困難な家族の状況のなかで，もし情報を与えられていなかったら何らかのストレスのサインや問題行動が見られた．	比較的表面的な情報を受け取り続けるが，そのことは自分の人生の中心にはなく，前向きなこととしてとらえようとしていた．	反抗期に入る子どもたちもいて，なぜ自分が？という疑問や怒りを感じていた．処置や日常ケアを手伝おうとする子どもたちもいた．	死についてさらに理解した時，検査結果に対して，また治療に直面した時，落胆し，ショックを受けたと報告している．しかしながら前向きになろうとしていたり，その状態に自分自身の人生が捉われることのないようにしている．	最も情緒的に困難な時期．とても多くの人生における決断や選択がなさらなければいけない時に，状態のもつ様々な意味にぶち当たる．
情緒的な反応 →				

表5 遺伝性疾患を有する子どもの理解と反応の発達状況
Metcalfe A, et al. : Eur J. Hum Genet, 19：640-646, 2011 より引用．

10-3-2 親の受容過程

　子どもに遺伝性疾患が疑われた際には，適切な診断や治療の実施に向け，家族，特に親の役割は大きい．しかし自分の子どもが遺伝性疾患であると知ることは，様々な心理的負担を負うことになる．家族の多くははじめて遺伝性疾患に直面し，戸惑い，大きな危機に陥ることもある．そのため，病状説明において過度の精神的ダメージを受けることや，尊厳が損なわれる事態を防ぐために，早期から家族に対応できるよう，時期や場の設定への慎重な配慮が必要となる．先天性疾患の児をもつ親の心理的変化は，Drotarにより「先天異常を有する子どもを産んだ後の親の心理経過」の5つの段階にモデル化されている（図1）．

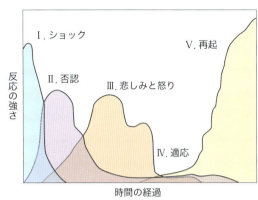

図1　先天異常児の親の受容段階

Drotar D, et al.：Pediatrics, 56：710-717, 1975より引用．

　先天性疾患は，妊娠中から超音波による出生前診断[11-2]や，その後の出生時，成長発達の過程で異常に気づき診断を受けることがある．妊娠がわかった時から子どもの誕生を喜び，子どものいる将来の生活を想像してきた夫婦にとり，子どもが先天性疾患をもっていると告げられることは，想像を絶するショックと苦痛を伴う（第Ⅰ段階「ショック」）．多くの親は，「崖から突き落とされた感じがして，どのようにうちに帰ったのかわからない」「頭が真っ白になって，何を言われているのかわからなかった」と話している．出産間もない時期の母親は心身ともに不安定であることも多いが，父親だけへの説明では父へのストレスの増加や夫婦不和につながる可能性もある．また病状を告げるのを遅らせることは，家族の不安を増大させ，医療従事者への不信感をつのらせる場合もある．病状を告げるときには，早い段階でできるだけ両親揃って行えるような配慮が必要である．

　ショックの状態から徐々に何が起こっているのかを考えはじめ，「これは何かの間違いである」と否認・否定の感情（第Ⅱ段階「否認」）が表れてくる．子どもが入院している場合，この否認・否定の時期には面会にしばらく来なくなることもある．次に，否認・否定の感情から他者や現状に対する怒りや悲しみの感情（第Ⅲ段階「悲しみと怒り」）が表れてくる．疾患の説明をされても，「他の先生なら違うことを言うはずだ」と別の医師を頼ったり，担当の医師に対し怒りさえ感じたりすることもある．現状を見つめはじめると共に，起きていることに対して「あの時にしたことがいけなかった」など妊娠中の出来事を振り返り，原因を探ろうとする．「妊娠中のあの時に，履いてはいけないと言われているハイヒールを履いたから」「あの時に，辛いものを食べたことがいけなかったんだ．それしかない」など，自分の何らかの行動が子どもの疾患の原因であると思いこみ，罪

悪感や自責の念を抱くこともある．前述の感情は入りまじり，無気力や，逃避的な行動をとることもある．このような感情を経過しながら現状を見つめ（第Ⅳ段階「適応」），子どもの親として現状と向き合えるようになっていく（第Ⅴ段階「再起」）．

実際には，この5つの心理過程は親のレジリエンスや経験によってインパクトや乗り越え方は異なり，1サイクルだけでなくくり返されることもあり，一概にパターン化できるものではない（図2）．しかし，看護者はこの心理過程を通して親がどの心理状態にいるかを考えることによって，その時期に合った看護を提供できる．医療者は，ケアを通して親が子育てに向き合い，親子の絆を深められるような支援が求められる．それぞれの親が示す反応や行動を観察し，今はどのような情報の提供が必要かを見極めた支援が大切である．

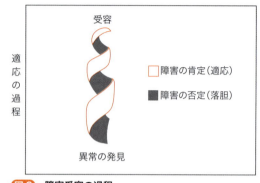

図2 障害受容の過程
中田洋二郎：早稲田心理学年報，27：83 - 92，1995より引用．

両親にとって，祖父母の役割は支援においても心理的に影響が大きい．祖父母にとっては，ときに先天性疾患・遺伝性疾患はすべて継承する（遺伝する）現象として，また遺伝現象は「家」として捉えられる傾向がある．理解を得られれば大きな支援者となるが，ときに夫の祖父母から「うちの家系にはいない……」との言葉を注がれると再び否認や悲しみの情動がわき起こり，親としての適応反応の出現が遅くなる．

10-3-3 きょうだいの思い

両親が発症した子どもの世話を優先せざるをえないため，健康なきょうだいにもストレスがかかり，発症した子どもとは違った悩みを抱え，ときに人生に影響する．きょうだいは発症した子どもと一緒に育ち，ときに恥ずかしさや後ろめたさを感じたり，ときに親や周囲からの何気ない言動によりプレッシャーや重責を感じたりする．また，保因者である場合，発症しないことに対する罪悪感を抱くこともある．きょうだいにもいつ，どのように説明するかを配慮し，一人で抱え込まなくてもいい，自分にも居場所があると感じられる支援が求められる．

10-4 当事者を取り巻く社会

10-4-1 患児の生活の場は病院施設から家庭に移行

　発症した子どもに対しては，その生活面を重視し，QOLを維持・向上させる点からも在宅ケアが推進される．発症した子どもをもつ家族の多くは，在宅における医療的ケアに肉体的・精神的負担を感じている．子どもが病院から家に帰り地域で安心して暮らせる成育環境を整えるには，在宅の日常生活の様々な場面で医療や福祉，教育も含めた地域全体が連携した支援が大切である．

　都道府県・指定都市・中核市・児童相談所設置市では，小児慢性特定疾病児童等自立支援事業の必須事業として相談支援事業の実施と，小児慢性特定疾病児童等自立支援員の配置を行っている．

10-4-2 子どもの成長に有益なあらゆる情報を共有する

　発症した子どもや家族が直面する個々の遺伝性疾患は希少であり，情報社会の現代においても多くの家族は情報を得られないことに大きなストレスを感じる．家族にとってはじめて直面する疾患について，的確な医療情報提供はその後の対処や社会生活に重要となる．医療者だけでなく，患者支援団体[8-2]や難病ネットワーク，小児慢性特定疾病情報センターも有用な支援となりうる．特に外表面の形態異常や医療的ケアを伴うと，周りからの理解を得にくかったり，偏見を生じたりする場面があるため，社会のなかで孤立しないよう積極的な支援が必要である．

10-4-3 小児期から成人期に向けた生涯医療と社会保障の整備

　遺伝性疾患を発症した子どもが成人になることが可能となってきている．これらの子どもの多くは，成人後も病気の進行や加齢の影響を受け，小児期とは異なる後期合併症や続発症を伴うことが少なくない．このため，遺伝性疾患における医療は小児期から成人期に至るまでの継続的な生涯医療としての視点，すなわち小児期から成人期への**移行（トランジション）医療**が不可欠となる（図3）．成人期への移行には，発症した子どもの自立と成人期医療体制への移行の両者が含まれる．医療体制の移行がスムーズに行われると，必要な継続的経過観察が可能となる．しかし，長期間小児科で診療を受けていると，内科等の成人診療科の体制あるいは本人の準備が整わず，成人期医療への移行が円滑に行われないことがある．そのような場合，小児科に戻ったり，治療そのものを止めてしまう患者もいる．また，必要な医療費支援制度[8-2]を，小児慢性特定疾病医療費助成から難病患者への医療費助成制度や障害者医療費助成制度といった小児期から成人期にも利用できるものへどのように移行させるかといった，医療・福祉の観点も重要な課題である．

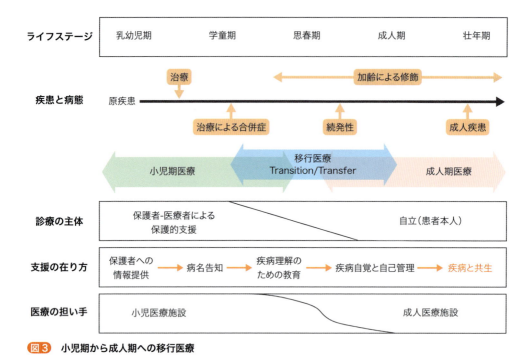

図3 小児期から成人期への移行医療
『先天性心疾患の成人への移行医療に関する提言』より引用.

10-5 遺伝看護の視点

10-5-1 遺伝情報を役立てる看護

　遺伝学的検査技術の進歩に伴い，早期診断やこれまで診断が難しかった疾患の確定診断[3-4-1]が可能となってきた．また，遺伝学的検査によらずとも，新生児期や小児期であっても家族歴や家系図[4-3, 4-4]，出生時の形態や成長過程の特徴的な所見から，疾患の推測もできる．それらにもとづいて，支援を必要とする家族の把握と，必要に応じて遺伝医療サービスが受けられるよう橋渡しをすることが可能となる．

　しかし，小児期での遺伝学的検査による確定診断以外の診断は慎重に進めるべき疾患もある．検査時点での子どもにとって有益か否かが，遺伝学的検査を実施するかどうかに重要である．例えば，成人期に発症する常染色体顕性遺伝疾患で，小児期に発症せずかつ早期介入による有益性がない疾患では，未発症でも将来発症するかもしれない(at risk)子どもへの検査(発症前診断)[3-4-1]を積極的に実施する理由はない．一方，発症時期までの管理法に関する情報提供やat riskであることについて子どもにどう伝えるかなどの家族の関係性に着目したケアが求められる．子どもへの有益性がある場合でも，親等の代諾だけでなく，本人への**インフォームド・アセント**[15-2]も考慮される必要がある．

非発症保因者診断については，本人が成人し十分理解して判断できるまで実施を延期すべきで，小児期に親等の代諾で検査を実施すべきではない．

10-5-2 成長発達，トランジション，ライフスパンの視点

看護師は，遺伝性疾患をもつ子どもが生涯にわたって獲得する能力，成長発達のプロセス，心理社会的な自己概念の発達に関心を向け，その時の発達段階にあった環境や支援の提供，社会資源の調整を支援する．

遺伝医学的視点からの健康マネジメントは，子ども自身の疾患理解の支援と親の生殖 Chapter 11 に関する意思決定支援が必要となる．そして個別化医療を通して，予防・症状管理・発症の早期発見や親になる時の意思決定支援につながるのが望ましい．

10-5-3 家族ダイナミクス（関係性）を考慮したヘルスマネジメント

遺伝看護の視点においては，目前の患者に加え，非血縁者の配偶者，親世代，子ども世代，様々な家族の視点と，各々の関係性に関心をもった，配慮/ケアが必要である（図4）．

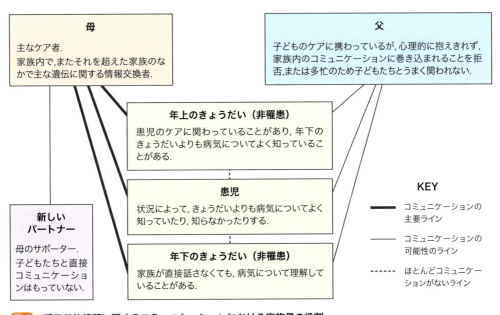

図4 遺伝学的情報に関するコミュニケーションにおける家族員の役割
Metcalfe A, et al. : Eur J. Hum Genet, 19 : 640-646, 2011 より引用．

染色体，病的変異が疾患の原因という生物学的側面だけでなく，当事者の固有性そのものが尊重され，それに合った医療ケア，教育（療育），就労等の社会参加，社会保障が整えられていくことが期待される．

看護師は，親と協働し，家族内の発症者と未発症者，血縁者と非血縁者の関係性を見ながら，子どもの成長・発達段階に合わせて対応を考える．対応する者は，親の意向や家族間の関係性を知る機会をもつことができる子どもの定期受診を担当する外来看護師，子どもの療養支援に関わる訪問看護師や難病看護師，難病事業担当で定期的に面接している保健師が適任であろう．看護師は親と一緒に，遺伝性疾患を発症している子ども(患児)に，病名・どんな病気か・これから起こりうる症状と症状管理法・遺伝性疾患であることと遺伝形式，伝える機会や方法を検討する．また未発症のきょうだいたちにも同様に，患児の病名や予後，遺伝形式を伝える時期を見定める．きょうだいが未発症保因者の可能性がある場合は，きょうだいが自己の人生設計を考え始める頃に様々な遺伝医療支援，遺伝学的検査について伝える時期を決めていく．子どもに関わる人は多い方がよい．外来や遺伝カウンセリング，診療体制，ピアサポートなどサポートグループの支援があるため，連携をとると共に，各々が専門性をもって関わることが求められる．

重要語

☐先天性疾患　☐先天異常　☐染色体異常症　☐先天代謝異常症
☐新生児マス・スクリーニング検査　☐家族中心のケア（family-centered care）
☐子どもの権利条約　☐意思決定　☐インフォームド・アセント
☐移行（トランジション）

章末問題

問1 Cくん(2歳，男児)は，新生児マス・スクリーニング検査がきっかけでフェニルケトン尿症(PKU)と診断された．すみやかに治療が開始され，良好に成長発達している．

定期受診で，Cくんの母親が主治医と看護師に対して「そろそろ次の子を考えています．次の子が同じ病気をもって生まれるかもしれないと思うと心配です」と話した．

Cくんの母親への対応で適切なものはどれか．

① 「次のお子さんがPKUである確率は1/2です」
② 「出生前診断をご希望ならお母さんの遺伝学的検査が必要です」
③ 「Cちゃんが元気なのですから次の子が同じ病気でも育てられますよ」
④ 「妊娠する前にご夫婦で遺伝カウンセリングを受けてはいかがでしょうか」

問2 Eさん(13歳，女児)にはDuchenne（デュシェンヌ）型筋ジストロフィーを発症した弟がいる．学校で人の遺伝について学習したことをきっかけに，弟の病気が自分とどのように関連しているのかが気にかかり，親に質問するようになった．母親は「遺伝のことを考えると苦しくなるんです」と外来受診時に看護師に助言を求めた．

看護師の対応で適切なのはどれか．

① 「弟さんは新生変異の可能性が高いのですよ」
② 「そろそろEさんの保因者診断を考えましょう」
③ 「弟さんの病気を話題にするのは避けましょう」
④ 「Eさんには症状が出ないので安心してください」
⑤ 「お母さまがご自身を責めることではないのですよ」

正解はwebで→

Unit 2　遺伝看護の展開

Chapter 11

生殖・妊娠領域における遺伝性疾患を有する患者・家族への看護

学習目標

❶ 生殖・妊娠領域における＜健康＞＜遺伝要因＞＜診断と治療＞の概念を説明できる．
❷ 出生前診断の概要と，生殖ならびに胎児の成長に不安をもつ妊婦と家族の心理社会的側面について説明できる．
❸ 生殖・妊娠領域の遺伝看護の視点を説明できる．

11-1 健康・疾病・診断と治療の概念

11-1-1 生殖・妊娠領域に関連する遺伝性疾患の特徴

リプロダクティブ・ヘルス/ライツとは,性と生殖に関する健康と権利であり,1994年国際人口・開発会議(カイロ)で承認された考え方である.このChapterでは,リプロダクティブ・ヘルス/ライツに関わる課題を捉える.

リプロダクティブ・ヘルスとは,人々が安全で満ち足りた性生活を営むことができ,生殖能力をもち,子どもをもつかもたないか,いつもつか,何人もつかを決める自由をもつことを意味する.リプロダクティブ・ライツはすべてのカップルと個人が,①自分たちの子の数,出産間隔,出産する時期を責任をもって自由に決定でき,そのための情報と手段を得ることができるという基本的権利,②最高水準の性に関する健康およびリプロダクティブ・ヘルスを得る権利,③差別,強制,暴力を受けることなく,生殖に関する決定を行える権利からなっている.

ゲノムは,生殖過程において次世代に継承され,近親者との間で共有される.両親から伝達された1セットのゲノム情報をもつ**生殖細胞(精子・卵子)**が受精し[2-2-2],子宮内に着床した**受精卵**は,細胞が分化し[1-3],妊娠3〜10週で人としての基本的な体が完成する[6-3].この過程は人が唯一な存在として創造されるプロセスである.

遺伝情報[3-4]は,家族形成という人の社会的営みに影響を及ぼす.**不妊**,**不育**,あるいは次世代への単一遺伝子疾患の継承を憂慮する人々は,リプロダクティブ・ライツである子どもをもつかもたないか,いつ・何人もつか,の選択に悩み葛藤する(表1).

遺伝性疾患は生殖・妊娠過程に影響を及ぼす.
生殖細胞形成時の染色体不分離による染色体数的異常はどの妊娠,出生児にでも起こる.
早期流産の50%は染色体の数的異常である.
夫婦いずれかが染色体転座保因者の場合,習慣流産の原因となる.
性染色体異常は不妊の原因となる.
着床前診断の適応は,重篤な遺伝性疾患の保因者,染色体転座保因者である.
遺伝性疾患罹患者はハイリスク妊娠としての管理を要する.
妊婦が常染色体顕性遺伝疾患の病的変異をもつ罹患または未発症者では,妊娠中に発症や重篤化することもある.
妊娠中の合併症も起こりやすく,通常の妊娠・出産に比べて様々なリスクが伴う.
夫婦の遺伝的特性は,先天性疾患の原因になる.
親に症状がなくても,児が常染色体潜性遺伝疾患やX連鎖潜性遺伝疾患を発症することがある.
先天性疾患の一部は多因子遺伝疾患であり,親と同様症状が継承される可能性がある.
出生前診断は,すべての遺伝性疾患に適用されるわけではない.
遺伝カウンセリングは,遺伝性疾患をめぐる生殖の諸問題に対応する場である.

表1 生殖・妊娠領域に発症する遺伝性疾患の特徴

11-1-2 生殖・妊娠領域における健康の概念

臨床的見方

　流産や死産，不育・不妊といったリプロダクティブ・ヘルスが脅かされた状態にないことが，生殖・周産期において臨床的に健康な状態といえる．それまで健康に過ごしてきた人が，妊娠しづらさを経験したときに健康上の問題として表面化する．また結婚を意識しはじめる20代でリプロダクティブ・ヘルスに問題がなくても，高年妊婦（35歳以上）のカップルは，妊孕性の低下，染色体異常がある子どもの出生確率の増加という点で生殖過程に不安をもち，自己はハイリスクだと考えるようになる．

社会的見方

　特定のパートナーを得，婚姻関係になり，子どもを産み育てることは，人が成長していく過程で獲得する役割・能力であり，それらを発揮することは，生殖・周産期において社会的に健康な状態といえる（もちろん結婚や子どもをもつことは人生上の選択であり，そうでないことが不健康ということではない）．家族内に原因不明の障がいをもつ人や，遺伝性疾患を発症している人がいたり，近親婚を希望していたりする人は，結婚や出産を躊躇し，リプロダクティブ・ライツが脅かされている状況にある．

環境への適応という見方

　男女1名ずつの2名からはじまった家族は，新婚期から生殖期，最後の完結期という家族発達過程を経ていく．この発達過程のなかでは，構成員の数の変化，構成員一人ひとりの発達段階の変化，家族形態の変化といった，家族そのものやそれを取り巻く環境に大きな変化が起こる．生殖期は特に家族がダイナミックに変化する時期であり，それらに対処し適応できていることが，環境への適応という観点からの健康である．ときには，別居，離婚・再婚等，家族関係を一時的/恒久的に断ち再構築することもある．

全人的な見方

　家族の形成において生殖機能は重要である．生殖能力を左右する疾患は，カップルの自己観や家族観，関係性，生活の質に影響をもたらし，その捉え方は時を経て変化する．生殖医療においては疾病の治療という視点に加え，当事者の，夫婦，家族，命に対する捉え方についての成長や変化を見守るHolisticな視点[9-1-2]が大切である．

11-1-3 生殖・妊娠領域の遺伝性疾患の成り立ち

　生殖・妊娠時期に関わる遺伝性疾患である**染色体異常**[Chapter7]と**単一遺伝子疾患**[Chapter5]について説明する．

❶ 染色体異常

　生殖に関する健康課題として生殖細胞形成時に生じる染色体異常によるゲノム情報の変化の理解が重要となる．生殖細胞（精子・卵子）は，精原細胞・卵原細胞の減数分裂によって形成される．その過程で，①**染色体数的異常**[7-1-1]，②**染色体構造異常**[7-1-2]，③**性染色体異常**，といった染色体異常が生じる．染色体異常は**自然流産**児の50～60%，**死産**児の5%，**新生児**集団の約0.6%（170人に1人）といわれ，染色体異常をもつ胎児のうち

実際に出生に至るのはごく一部といえる(図1).

染色体数的異常

染色体数的異常の主な発生機序は，**減数分裂時**の**染色体不分離**である[7-1-1].

胎芽から胎児となり出生まで生存可能な常染色体数的異常は**21トリソミー**，**18トリソミー**，**13トリソミー**の3種のみである．ただし**モザイク**では症状が軽い傾向があり，他の染色体数的異常でも出生する．

染色体構造異常

染色体構造異常には，様々な種類があり，すべての構造異常が先天性疾患や何らかの症状につながるわけではない．**不育症**(2回以上の流産)があるカップルの5%は片方に均衡型の染色体構造異常をもっている(保因者)(図2)．カップルの片方に染色体構造異常があっても出産できる可能性は十分にあり，均衡型転座では**累積生児獲得率**(最終的に子どもをもてる割合)は約50%となる．**習慣流産**や**反復流産**の既往がある染色体構造異常を有するカップルには，流産を回避する目的で**着床前診断**が選択肢となりうる．

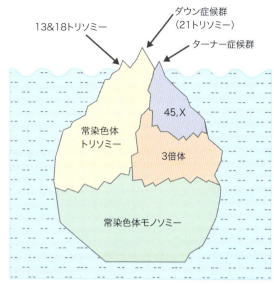

図1　出生前の染色体異常

染色体疾患をもつ胎児は大部分は流産に終わり，出生できるのは氷山の一角である．
RJM Gardner & GR Sutherland : Chromosome Abnormalities and Genetic Counseling 3rd. Ed., Oxford Univ. Pr., 2003 より引用．

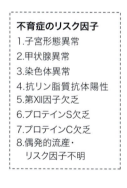
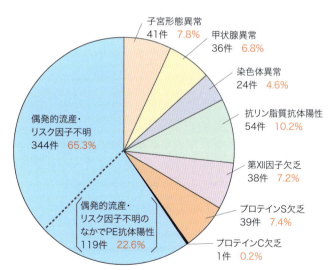

図2　不育症のリスク因子別頻度

n=527（年齢 34.3±4.8 歳，既往流産回数 2.8±1.4 回，重複有 43 件）．「Fuiku-Labo」(http://fuiku.jp/fuiku/risk.html) より引用．

性染色体異常

性染色体の数的異常も生殖細胞形成時の不分離で生じ，多くが流産に至るものの，わずかが出生に至る．代表的な性染色体異常に**ターナー症候群**と**クラインフェルター症候群**がある[7-1-1]．

ターナー症候群は低身長や第二次性徴の遅れがきっかけで診断される．モザイクでは正常核型の割合等で症状は多様である．クラインフェルター症候群は結婚後の不妊がきっかけで診断に至ることがある．

❷ 単一遺伝子疾患

常染色体顕性遺伝（Autosomal Dominant：AD）疾患 [5-2-1]

AD疾患をすでに発症している人が，次世代（生まれてくる子ども）に病的変異を継承する可能性は50％である（例：マルファン症候群や軟骨無形成症等）．ただし，発症時期が成人期以降のAD疾患では，病的変異はもっているが未発症という時期があり，周産期においては疾患の存在が明らかでないこともある（例：成人期に症状が現れる神経難病や遺伝性腫瘍）．病的変異をもっていても必ずしも発症しない（**浸透率**が100％ではない）疾患もある．また，子どもへの遺伝だけでなく，AD疾患を罹患している女性が，安全に妊娠・分娩・育児期をたどるための健康管理が重要であることを忘れてはならない．

AD疾患のなかには，世代を経るにつれて，重症化したり発症年齢が高くなったりする**表現促進現象**を示すものがあり，**トリプレットリピート病**はその代表的な疾患である．そのような疾患では，子の誕生をきっかけに家系内にAD疾患の存在が明らかになることがある．また，両親が単一遺伝子疾患を引き起こす遺伝子の変化をもっていなくても，生まれてくる子どもが**新生変異**で発症する場合がある．

常染色体潜性遺伝（Autosomal Recessive：AR）疾患 [5-2-2]

AR疾患の罹患者の両親は，ともに非発症**保因者**[4-3]である．そのため，両親はAR疾患をもつ子どもが出生した時にはじめて自分自身が保因者（**ヘテロ接合体**[2-1-1]）であることを認識する．妊婦が保因者の場合，AD疾患のように妊婦の厳重な健康管理を要するわけではない．しかし疾患によっては，保因者であっても軽い症状やホモ接合体の罹患者とは異なる症状を呈し，AR児の発症をきっかけに親に何らかの症状が見つかることもある．

AR疾患保因者夫婦の次子が同じ疾患を発症する可能性は1/4である．

特に**近親婚**[4-2]を考えている男女が胎児の健康への不安を理由に相談に訪れた時は，AR疾患に関する遺伝カウンセリングが必要となる．

X連鎖潜性遺伝（X Linked Recessive：XLR）疾患 [5-2-3]

病的変異をもつ男性は罹患者，女性が保因者である〔例：血友病，Duchenne（デュシェンヌ）型筋ジストロフィー等〕．次世代になると罹患男性の娘は100％保因者になる．保因者女性の娘は1/2が保因者，息子は1/2が罹患者になる．

XLR疾患では，母親は無症状または軽症であるが，発症した男児は重篤なことが多く，母―息子の病の体験が異なる．産む性である女性は，遺伝性疾患の継承に対する罪責感

を強くもつ傾向がある．

11-1-4 生殖・妊娠領域での診断と治療の概念

　不妊，不育，流産や死産の原因を探る意義は，以後夫婦が子どもを得るための情報提供と，喪失体験への**グリーフケア**のための情報の取得である．原因が明らかにならないカップルも少なくないが，習慣流産等，くり返す可能性があるときも**予期的ガイダンス**(anticipatory guidance)[9-3]として性と生殖をめぐるケアが継続される．そのうえで，早く子どもを産み育てたいと切望するときに，**生殖補助医療**が選択肢の1つになる．

　配偶子の染色体不分離の確率が高いとされる高年妊婦，特定の単一遺伝子疾患をもつと考えられる家系の人々においては，**出生前診断**への関心が高い．遺伝子や染色体といった生涯変わらない個人の情報を知ろうとする遺伝学的検査は，**妊婦健康診査**で行われる母子の健康管理のための諸検査と同等ではない．「子どもを産むか産まないか」という生殖に関わる**遺伝カウンセリング**[8-3]は，妊娠前に夫婦に提供されるべきものである．そして妊娠後，出産後と継続されるものである．

11-2 遺伝・ゲノム医療の役割

11-2-1 生殖補助・周産期医療と遺伝・ゲノム医療

　すべての人々が流産や先天異常のある子どもを出産する可能性をもっており，また誰もが病気の原因となりうる遺伝子の変化を有する可能性をもつ．遺伝・ゲノム医療は，その技術を用いて生殖期・周産期にある人々の健康に寄与すると共に，社会の人々が生命創造について，科学的にも倫理的にも深く思考する医療風土をめざしている．

11-2-2 生殖補助・周産期医療における遺伝学的検査

❶出生前診断

　出生前診断に用いられる検査には流産リスクのない**非侵襲的検査**と，流産リスクを伴う**侵襲的検査**がある（表2）．非侵襲的検査である**超音波検査**，**NIPT**〔**無侵襲的出生前遺伝学的検査／母体血胎児染色体（セルフリーDNA）検査**〕，**母体血清マーカー検査**は**非確定的検査**（疾病の可能性を探る検査）であり，侵襲的検査である**絨毛検査**，**羊水検査**は，胎児の細胞を直接調べる**確定的検査**（確定診断を得る検査）である．

侵襲の有無	検査方法	検査時期	検査対象	特記事項
非侵襲的（非確定的）	超音波検査	随時	胎児	—
	NIPT〔無侵襲的出生前遺伝学的検査/母体血胎児染色体（セルフリーDNA）検査〕	10週〜	母体血漿中の胎児DNA	—
	母体血清マーカー検査	15〜21週	母体血清中のタンパク質	検査結果は確率
侵襲的（確定的）	絨毛検査	9〜12週	絨毛細胞	流産リスク1%
	羊水検査	15〜17週	羊水中の胎児細胞	流産リスク0.3%
他	着床前診断	着床前（妊娠前）	受精卵（8細胞のうち1つ）	体外受精が必要

表2 出生前診断の種類

『遺伝医学』第3章より.

❷ NIPT〔無侵襲的出生前遺伝学的検査/母体血胎児染色体（セルフリーDNA）検査〕

NIPTは，胎盤を通過した母体血中の胎児由来のDNA断片（セルフリーDNAという）量を染色体ごとに測定し，染色体異常があるかどうかを判定する非確定的検査である（図3）．

本検査で陽性の場合は，羊水採取による確定的検査が実施される．日本では，本検査の対象疾患は21トリソミー，18トリソミー，13トリソミーのみであり，転座などの染色体構造異常や性染色体の数的異常は対象ではない．本検査は，母体の採血による検査であるが，胎児に向けた遺伝学的検査の一種であり，妊婦とパートナーが検査について正しく理解して自分の意思で検査を受ける必要がある．2023年4月現在，施設認証を受けた医療機関は314（基幹施設73，連携施設211，暫定連携施設30）であり，すべての都道府県で実施されている．

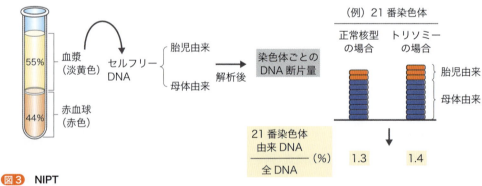

図3 NIPT

『遺伝医学』第3章より.

❸ 母体血清マーカー検査

妊娠15〜21週に行われ，胎児の異常と関連する母体血清中のマーカー物質を測定す

る．4種類を調べるクアトロテストでは，AFP，uE3，hCG，Inhibin A がマーカー物質である（この4つの成分に，妊婦の妊娠週数・体重・インスリン依存性糖尿病の有無，家族歴，日本人の基準値を考慮する）．21トリソミー，18トリソミー，神経管欠損が対象である．結果は，陽性・陰性ではなく罹患確率で示され，この確率と基準となる確率（カットオフ値）を比較し，カットオフ値よりも高い場合はスクリーニング陽性，低い場合はスクリーニング陰性と示される．

❹絨毛検査・羊水検査

絨毛検査と羊水検査は，胎児由来の細胞の採取を目的とした検査方法であり，絨毛検査は妊娠9～12週に絨毛組織の一部を採取し，羊水検査は妊娠15～19週頃に羊水細胞を採取する（図4）．採取した細胞から染色体，DNAを解析して確定診断を行う．ともに流産リスクがあり，絨毛検査で約1％，羊水検査で0.3％とされている．

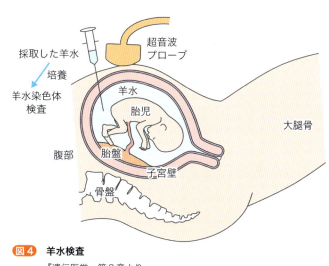

図4　羊水検査
『遺伝医学』第3章より

絨毛検査や羊水検査では，胎児由来の細胞を採取できるため，分染法による核型分析[7-3-1]が可能である．分染法による核型分析では，染色体数的異常[7-1-1]のみならず，構造異常[7-1-2]も評価することができる．

❺着床前診断（着床前遺伝学的検査）

着床前遺伝学的検査（preimplantation genetic testing）には，PGT-M（monogenic/single gene defect），PGT-SR（structual rearrangement），PGT-A（aneuploidy）がある．それぞれ以下の夫婦に検討される検査である．PGT-Mの対象は，男女のどちらかに単一遺伝子疾患があり，生まれてくる子どもに重篤な状態が予測される夫婦である．日本産科婦人科学会への審査申請，承認を受けた後に，実施施設の倫理委員会での承認を受けなければならない．

PGT-SRの対象は，男女のどちらかに染色体構造異常があり，それが不育症の原因となっており，今後流産を起こす可能性がある夫婦である．PGT-Aの対象は，体外受精と胚移植を2回以上行っても着床しなかった不妊症の夫婦，流産の経験が2回以上ある不育症の夫婦である．PGT-SRとPGT-Aは不育・不妊症夫婦が適応とされているものの，生児獲得率（一定期間に子どもをもつことができる確率）を上昇させることができるかは明らかになっていない．

11-3 生殖・妊娠領域における課題と心理社会的側面の理解

　生殖・周産期医療においては，遺伝学的な評価によって，夫婦に流死産をくり返す要因があること，単一遺伝子疾患をもつ子どもが生まれる可能性があることが示唆される．これらの事実を夫婦や家族がどのように受け止めるかは，信条・宗教，習慣，家族構成員の成育歴や経験によって大きく異なる．

11-3-1 遺伝情報の特性による課題

❶ 生涯変わらない不変性
　妊婦と家族は，＜五体満足＞という言葉に象徴されるように，出生時からもつ疾患や異常に対する恐れがある．先天性疾患のなかで，先天性心疾患や口唇口蓋裂のような形態異常では生まれてから手術で治療できると考えるが，細胞核内の病的変異や染色体異常を変化させることは不可能である．

❷ 将来の発症を予測する予見性
　夫婦は，子どもが生まれるまで不安でたまらない，安心して出産したい，問題があれば除きたいという思いが先行する．そのため着床前診断や出生前診断，結婚前の保因者診断への関心が高まる．

❸ 血縁者との共有性
　単一遺伝子疾患では，夫婦がもつ疾患が子どもに遺伝する．子どもに遺伝する確率は疾患の遺伝形式において予測される．出生時に病的変異の継承が明らかになるときもあるが，成人期発症の神経疾患や腫瘍はわからない疾患も少なくない．遺伝性疾患を自身や家系内に有する人々は，遺伝性疾患をもつ子どもを産むこと，次世代に病的変異を引き継ぐことに対して様々な思いや考えをもつ^{Chapter 12}．

11-3-2 心理社会的側面の理解

❶ 家族の形成期，新しい関係性を築く途上にある人々である
　妊娠を考える，出産をするといった時期のカップルは，家族形成の初期段階である新婚期にあり，生活適応，家庭内役割適応，職業的適応が発達課題となる時期である．この時期の夫婦にとって，くり返される流産，遺伝情報を互いに開示するかどうかの判断，妊孕性の予測，生まれる子どもの疾病や障がいの一定の可能性が示されるのは，どれも難しい課題になる．遺伝・ゲノム情報は家族形成過程に否定的な影響を招きかねない．

❷ 時間的制約（タイムリミット）があるなかで選択を迫られる
　女性の妊孕性には年齢的タイムリミットがある．妊娠年齢の上昇に伴い，染色体数的異常をもつ児の出産確率が高くなる．またいつまでも妊娠が可能なわけではない．
　夫婦は，遺伝要因による不妊・不育・習慣流産に対して，どのように対処するのかの選択を迫られる．選択の例を挙げると，最後まで実子妊娠の可能性を探って生殖補助医

療技術を選ぶのか，夫婦2人の生活を選択するのか，非配偶者間の生殖補助医療を選択するか，養子縁組を選択するか，着床前診断を受けるのか，出生前診断を受けるのか等である．

妊娠成立後に出生前診断の受検を検討する場合は，検査ごとに受検可能な時期，各診断法のメリット・デメリット，検査後の夫婦の人生設計をふまえ，総合的に決定する支援が必要である．

❸ ペリネイタルロスという経験がある

染色体異常や単一遺伝子疾患が原因で，流産や死産，新生児死亡を経験する夫婦がいる．いかなる状況で妊娠した場合であっても，流産や死産はかけがえのない命を喪失（**ペリネイタルロス**）する経験であり，また胎児の疾患や異常が疑われたり，明らかになったことを理由に人工死産を選択した当事者には罪悪感が加わる．

❹ 妊婦のメンタルヘルスへの影響がある

妊娠中から産後に精神的に不安定な母親が増えている．社会的に孤立した妊婦，高年妊婦の増加，不妊・不育を経験する妊婦の増加も背景にある．胎児の健康に対する問題も妊婦の不安を高める要因の1つである．

11-4 当事者を取り巻く社会

11-4-1 遺伝学的検査の普及がもたらすもの

遺伝性疾患のなかには胎児・新生児期から重篤な症状を呈するものがある．親と医療者が重症疾病新生児の治療をめぐる話し合いを行ううえで出生前診断が有用な場合もある．つまり，出生前から胎児・新生児のためのアドバンス・ケア・プランニングが可能になった．その際には出生前診断を行うことが，胎児・新生児の治療に不可欠であるか，その親がわが子の遺伝性疾患の診断を受ける備えができているか，サポート体制が整っているかといったことを，事前に検討することが重要である．一方で，妊婦や家族が「健康な児を得たい」という自然な感情から，そうでない児の出産を避ける目的で出生前診断を望むことも少なくない．わが国の周産期死亡率は世界的にも低い水準で，胎児診断の精度の向上に伴い多くの新生児が救命されている．そのような現状において「健康な児」とは何なのか，出生前診断とそれにもとづく妊娠継続の意思決定については倫理的な観点から慎重に検討する必要がある．昨今の社会的な風潮では，「出生前診断で何でもわかる」「出生前診断は受けるべきだ」と誤解する可能性がある．妊娠初期の妊婦は，妊娠に対してアンビバレンス（両価性）な感情をもち，喜びと同時に不安も高まる時期であることから，ケアとカウンセリングが重要である．

11-4-2 遺伝情報の特性をふまえた倫理的配慮

出生前診断が一般の妊婦健康診査のなかに導入されるにあたり，すべての妊婦に対して胎児に対する不安を相談できるしくみが検討されている（表3）．

妊娠週数	最終月経	2 4 6 8 10 12 14 16 18 20 22	24 26 28 30 32 34 36	38 40 42	出生
		早期流産　　　　後期流産	早産	37w〜正期産	日齢0　日齢7　日齢14
妊婦健康診査		4wに1回	2wに1回	1wに1回	新生児医療とケア
胎児管理		超音波検査,胎児心拍,胎児の成長	胎児胎盤機能検査		
母体管理		健康状態のスクリーニングとフォロー	リスク要因の早期発見・早期治療・薬物療法マネジメント		産後うつのフォロー
妊婦と家族へのケア					
健康教育		risk identification, risk control　　栄養・運動　　妊娠期の不快症状のマネジメント			
心理社会的変化への適応		社会的要因・心理的要因によるメンタルヘルスのスクリーニング・支援			
親子関係形成		家族中心のケア（family-centered care：尊厳と尊重，情報の共有，参加，協働）			
支援体制,環境調整		社会資源の調整			
出産・育児の準備			出産方法の選択・妊婦らのバースプランの検討		
母乳育児の準備			育児・サポートグループへの参加	重篤な疾病をもつ胎児・新生児の場合：アドバンス・ケア・プランニング／新生児科や関連診療科とのチーム医療／周産期に生じる危機・悲嘆に対するケア／遺伝医療との連携	
遺伝学的検査					
非確定的検査		10-16w　NIPT 11-13w　NT/初期コンバインド検査 15-18w　クアトロテスト			
確定的検査		絨毛採取　羊水穿刺			
遺伝カウンセリング					

表3 妊婦健康診査と妊婦に対する遺伝医療

また，遺伝学的差別や偏見により，生殖に関する決定が行えなくならないよう，単一遺伝子疾患の当事者個々に合わせた生殖をめぐるケアとサポート，遺伝カウンセリング体制の整備が進んでいる．

11-4-3 切れ目ないサポート，必要な社会資源の提供

不妊・不育症の当事者は，この体験を「出口のないトンネル」と表現する．また流死産や新生児期の死別，先天異常の児をもったことの受容には一定の時間が必ず必要となる．その間には切れ目のないケアが必要である．特に，遺伝性疾患を有する児の親においては，自身に対する罪の意識や，愛着形成の遅れが生じるリスクが高いことに注意する必要がある．

また，疾患やそれを有する家族の特徴をふまえたベストプラクティスの計画と実施は，胎児期を含め，遺伝学的診断がなされた時からはじまる．親子が孤立することなく次の支援者に引き継がれ，個別の医療ケア，福祉，教育，就労の機会へと進むような体制がつくられていくことが期待される．

11-5 遺伝看護の視点

11-5-1 いのちの多様性と尊厳を護る看護

　家族形態が多様になった昨今でも，結婚していること，夫婦に子どもがいること，妊娠と出産は自然であること，血縁の子どもとそのきょうだいがいる，ということや，障がいや疾病をもつ子どもやそのきょうだいが不幸であるといった捉え方が，暗黙のなかで「当然のこと」と価値づけられる傾向にある．

　遺伝看護の視点は，生殖に関する課題をもつ相談者が多様な考えを知り，現状を受け止めて，新たな人生設計を描けるよう支援することである．

11-5-2 遺伝情報を役立てる看護

　遺伝要因により，子どもをもたないと決断すること，くり返す流産を受け入れること，選択的人工妊娠中絶を決断することを経験するカップルは，命や家族に対する自己の価値観と対峙し，倫理的葛藤のなかで家族形成に関する意思決定と行動をしなければならない．特に，生殖役割を失う，流産や人工妊娠中絶によって命を失うといった内的喪失は，当事者が悲しみの作業（グリーフワーク）をスタートできず，結果，心の健康を損なう危険性がある．遺伝情報を活用し，個人や家族の現在，将来に役立てるためには，単に要因の解明や情報提供だけでは不十分であり，遺伝情報を得ることによって起こる葛藤や悲しみに対する支援も同時に提供することが必要である．

11-5-3 家族どうし，同疾患をもつ者どうし，地域関係者と共に取り組む看護

　不妊・不育症経験者，出生前診断経験者，ペリネイタルロス経験者，先天異常のある子を出産した人には，それぞれ同じ経験をした者どうしの仲間支援（ピアサポート）グループが存在する．生殖をめぐる課題をもつ人々へのピアサポートグループは，産科医療機関，保健所，市役所などが開催している．ここでは共通の体験を共有したり，自身の心を回復させたり，新たな価値観を学んだり，社会復帰のサポートを行う場になっている．

重要語

☐リプロダクティブ・ライツ　☐不妊　☐不育症　☐習慣流産　☐均衡型転座
☐性染色体異常　☐母体血清マーカー検査　☐NIPT（無侵襲的出生前遺伝学的検査）
☐羊水検査　☐絨毛検査　☐着床前診断　☐保因者女性　☐ペリネイタルロス
☐グリーフケア

章末問題

問1 Aさん（29歳，女性）は既往歴や月経歴に特記すべき異常はない．妊娠についての相談を目的に産婦人科医院を受診した．「私の兄はDuchenne（デュシェンヌ）型筋ジストロフィーで，15歳時に亡くなりました．じつは結婚前に母から兄の病気は遺伝する病気とだけ聞き，ショックでした．結婚直前だったので夫や夫の家族にも相談できず，今になって結婚すべきでなかったのではないかと心配で夜も眠れません」と話した．
Aさんへの対応として優先されるのはどれか．

① 精神科受診を提案する．
② 神経内科受診を提案する．
③ 出生前診断の方法について説明する．
④ 遺伝カウンセリングを受けることを提案する．
⑤ Aさんの子どもへの遺伝確率は1/2だと説明する．

問2 Bさん（34歳6カ月，女性）は夫と2歳の健康な女児との3人暮らしである．妊娠12週の妊婦健診時に「NIPTという検査があるとインターネットで知りました．どんな検査でしょうか．私は受けられますか」と話した．
Bさんへの対応として適切なものはどれか．2つ選べ．

①「多くの方が受けていますよ」
②「妊婦さんから採血して調べます」
③「胎児の染色体異常を確定できる検査です」
④「妊娠時に35歳未満なので受けられません」
⑤「ご夫婦で遺伝カウンセリングを受けましょう」

正解はwebで→

Unit 2　遺伝看護の展開

Chapter 12

単一遺伝子疾患（成人発症）を有する患者・家族への看護

学習目標

❶ 単一遺伝子疾患を有する家系に生じうる身体的，心理的，社会的問題と，患者・家族への支援を，疾患が治療/予防可能（actionable）な場合とそうでない場合のそれぞれについて説明することができる．

❷ 単一遺伝子疾患を有する家系にとって有益な社会資源（公的補助，患者会，ピアサポート）について概要を説明できる．

❸ 単一遺伝子疾患を有する家系への遺伝看護の視点を説明できる．

12-1 健康・疾病・診断と治療の概念

12-1-1 単一遺伝子疾患における多様性と継承性

単一遺伝子疾患[5-1]とは，ある1つの遺伝子において，本来の機能を果たせないあるいは異常な機能を引き起こしてしまう**バリアント**[2-1]，すなわち**病的変異**[3-2]が存在することによって発症する疾患である．ある遺伝子に起因する症状，すなわち病的

- 頻度が低い疾患が多い
- 小児，青年期には症状がない，もしくは軽微
- 複数の部位，器官に症状を発する
- 不完全浸透の疾患では発症しないことがある
- 同一家系内でも，発症年齢，進行度，重症度は異なる
- 多くの場合，常染色体顕性遺伝もしくはX連鎖性遺伝形式をとる

表1 単一遺伝子疾患（成人発症）の特徴

な**表現型**[4-1]を示す状態を，単一遺伝子疾患を発症している状態と捉えることができるが，症状の出現時期や種類には幅があり多様性を伴う（**表1**）．単一遺伝子疾患は，1つの疾患原因遺伝子の変化によって生じるため，**メンデル遺伝形式**に従う．すなわち，**常染色体顕性遺伝疾患**[5-2-1]，**常染色体潜性遺伝疾患**[5-2-2]，**X連鎖遺伝疾患**[5-2-3]に分類される．これらは，疾患が**血縁者**間で受け継がれる継承性を考えるうえで非常に重要である．成人発症型の単一遺伝子疾患は常染色体顕性遺伝疾患が多く，一部が常染色体潜性遺伝疾患およびX連鎖遺伝である．

12-1-2 単一遺伝子疾患患者における健康の概念

臨床的見方

単一遺伝子疾患では，疾患の原因となる病的変異が親の配偶子の段階で存在している．全身のすべての細胞が遺伝子の変異をもつため，様々な臓器，組織に症状を呈することが多い．遺伝子の変異そのものを修正することは不可能であるため，疾患の原因そのものをとり除くような根治的な治療はできない．そのため，臨床的に健康な状態を維持しようとするために，**医療的ケア**に依存する状態となる．身体の複数の臓器，機能が同時に障害されることが少なくないため，複数の診療科による医療的ケアを要する．また，治療が可能(actionable)であるかそうでないか(unactionable)は，疾患と共に生きるうえでの健康の意味に大きく影響する．

社会的見方

前述のように，単一遺伝子疾患患者が健康を維持するためには，生涯にわたって，薬物療法や合併症管理を要する等，常に医療と共に生きる必要がある．それにより，患者の社会的役割遂行範囲が狭められることがある．さらに，現状は社会的役割を阻害するような状態になくても，将来的な発症/進行が予見できるという遺伝性疾患の特徴（予見性）によって，前もって社会的役割遂行範囲を狭めるような決定をする場合もある．

環境への適応という見方

単一遺伝子疾患は，遺伝子という一生にわたって不可変な要因によって発症する．そのため，患者は疾患に対するコントロール感が剥奪され，疾患という脅威に支配される状況に陥りかねない．しかし，人間にとっての健康とは，疾患の有無にとどまらない．疾患そのものはコントロールできなくとも，それによって生じる自らの身体，社会，心理の変化に適応しようとすることは，病いと共にあるその人としての健康を維持する過程といえる．

全人的な見方

単一遺伝子疾患における全人的な健康には，患者個人にとどまらず，家族との関係が重要なことが特徴的である．すなわち，患者と血縁者とは遺伝情報を共有しているため，血縁者が臨床的健康状態を継承する可能性があることが，患者の健康にも影響を与えうる．例えば，単一遺伝子病的変異を継承する可能性があることが，子孫を残さないという決断と，それに伴う自己否定につながることがある．さらに，将来の発症/進展が予測される状況では，自己の充足をあきらめるという対処にもつながりうる．

12-1-3 単一遺伝子疾患の成り立ち

単一遺伝子疾患は，1つの疾患原因遺伝子の変化が病的な表現型を引き起こしている状況であり，環境要因の有無に関係なく発症しうる．単一遺伝子疾患には，**先天性疾患**[6-4]のように小児期発症もあるが，この Chapter では成人発症型の疾患を示す（小児期発症の遺伝性疾患は **Chapter10** を参照）．成人発症型の単一遺伝子疾患の例として，常染色体顕性遺伝結合織疾患であるマルファン症候群，常染色体顕性遺伝神経・筋疾患である筋強直性ジストロフィー，X連鎖遺伝ライソゾーム病であるファブリー病（小児発症もある）を挙げ，それぞれの遺伝形式の疾患像について概観する（**表2**）．

❶＜常染色体顕性遺伝結合織疾患＞マルファン症候群

15番染色体上に位置する *FBN1* の病的変異がフィブリン1タンパク質の機能異常を引き起こし，全身の結合組織が脆弱になり，血管病変，骨格病変を主徴候として呈する．

常染色体顕性遺伝であり，患者の子は1/2の確率で *FBN1* 遺伝子の病的変異を受け継ぐ．一方，マルファン症候群と診断された約25％の患者の両親は共に患者と同じ病的変異がなく，新生変異による．

患者生命予後に最も大きく影響を与えるのは大動脈瘤破裂や大動脈解離である．しばしばこれらによる突然死，若年死の家族歴がみられる．そのため，マルファン症候群患者においては早期からの心血管系のスクリーニングが重要となる．マルファン症候群の心血管イベントの予防には，βブロッカーによる降圧・心拍数減少，アンジオテンシンⅡ受容体拮抗薬（ARB）による降圧が有効である．また，必要に応じ人工血管置換術を実施し，致死的な破裂・解離の発症を未然に防ぐことができる．

	マルファン症候群	筋強直性ジストロフィー1型	ファブリー病
遺伝形式	常染色体顕性遺伝	常染色体顕性遺伝	X連鎖潜性遺伝
日本における頻度	5,000人に1人	10,000人に1人	7,000人に1人
原因遺伝子	*FBN1*	*DMPK*	*GLA*
病態	フィブリリン1タンパク質の機能異常によって，全身の結合組織が脆弱になる	CTGのくり返し配列が伸長することにより，異常mRNAの賛成が促進され，細胞機能の異常が起きる	α-ガラクトシダーゼ活性低下によって，糖脂質の中間代謝物GL-3が蓄積する
起こりうる症状	歯牙列異常／血管病変（大動脈瘤・解離）／気胸／水晶体亜脱臼／側弯／漏斗胸／長い四肢／高身長	糖尿病／心伝導障害／心筋障害／前頭部禿頭／白内障／ミオトニア／歩行障害／遠位筋の筋力低下	角膜混濁／発汗異常／脳梗塞／心不全／四肢疼痛／腎不全／腹痛・下痢
治療	心血管系イベントの予防（薬物療法：βブロッカー・ARB，手術療法：人工血管置換術）	対症療法	酵素補充療法

表2 単一遺伝子疾患の例

❷＜常染色体顕性遺伝神経・筋疾患＞筋強直性ジストロフィー

19番染色体上に位置する*DMPK*を疾患原因遺伝子とする1型（DM1[※]）が大部分である．成人発症型の筋ジストロフィー症としては最も頻度が高い．*DMPK*遺伝子の非翻訳領域にはCTGの3塩基からなる配列がくり返されている（**トリプレットリピート**）[5-2-1]．DM1の主症状は遠位筋の筋萎縮を伴う筋力低下であり，歩行障害，巧緻性の低下，顔面筋の筋力低下や眼瞼下垂による特徴的顔貌を呈する．把握ミオトニー（手を強く握ると強直して開けなくなる）は，代表的な筋強直現象であり，しばしば患者の訴えとして聴取される．骨格筋以外の臓器・組織にも，様々な症状として生じる．DM1は重症度から，軽症型，古典型，先天型に分類される．重症度は，CTGのリピート数（*DMPK*遺伝子の伸長度合い）が関連し，正常は5～34回であるが，軽症型では50～150回，古典型では100～1,000回，先天型では2,000回以上のくり返しを認める．最重症型の先天型では，乳幼児期に発症し，呼吸不全や知的障害を呈する．

常染色体顕性遺伝疾患であるため，伸長した*DMPK*遺伝子が1/2の確率で子に伝わる．母親から伸長アレルを受け継いだ場合，減数分裂の際にそのリピート数が増え，子が親よりも若年化して発症し，重症化する表現型を示す，**表現促進現象**がみられることがあ

[※] 糖尿病もDMと略されるので略語の使用時には注意する．

る．先天型の児は，*DMPK*伸長アレルを有する母親から生まれることが多い．トリプレットリピート病に限らず，遺伝性神経・筋疾患は，現時点では有効な治療法が少なく，対症療法が主となることが多い．

❸＜X連鎖遺伝ライソゾーム病＞ファブリー病

ライソゾーム内の分解酵素α-GAL（αガラクトシダーゼ）酵素をコードする，X染色体上に位置する*GLA*の異常により生じるライソゾーム病の1つである．α-GALの異常により，糖脂質などの中間代謝物であるグロボトリアオシルセラミド（GL-3）が蓄積し，四肢疼痛，発汗異常，角膜混濁，腹痛・下痢，心不全，脳梗塞，腎不全などを引き起こす．頻度は，本邦においては約7,000人に1人とされ，海外データ（40,000人に1人）と比較して高い．

症状により，古典型と亜型（心ファブリー病，腎ファブリー病）に分類される．古典型では，α-GAL活性がなく，前述の症状のほとんどすべてが小児期から出現する．亜型では，古典型と比してα-GAL活性は高く，心もしくは腎に限局して症状が発生する．α-GAL製剤による酵素補充療法が有効で，臓器に不可逆的な変化が生じる前に，早期診断し治療することが重要である．

X連鎖潜性遺伝疾患であり，男性が発症する．しかし，ファブリー病においては女性でも発症しうる．女性は，ほとんど症状がない人から男性と同様の重篤な症状を呈する人まで，酵素活性によって差が大きい．

12-1-4 単一遺伝子疾患の診断と治療の概念

成人期で発症する単一遺伝子疾患では，それぞれの患者は発症する時に特徴的な症状をすべて有しているわけでない．単一遺伝子疾患には，疾患に特徴的な症状の個数や家族歴の有無と共に，原因遺伝子の遺伝学的検査が含まれている診断基準があり，それにもとづき診断される．

単一遺伝子疾患においては，その疾患の発症や進行に関して何らかの対応ができるかどうか，すなわちactionableかどうかが，治療の概念に大きく影響する．予防法や治療法が存在するactionableな疾患では，症状の予防，早期発見，そしてそれらに対する積極的な治療が推奨される．マルファン症候群患者へのARB療法，手術療法や，ファブリー病患者への酵素補充療法は，actionable疾患への積極的治療の好例といえる．一方で，unactionableな疾患においては，対症療法が中心となる．

12-2 遺伝・ゲノム医療の役割

12-2-1 単一遺伝子疾患の発症確率の予測

単一遺伝子疾患では，**遺伝情報**[2-1]を共有している血縁者も同じ疾患を発症するリス

クがある．そのようなリスク状態にある家系員のことを**遺伝的 at risk 者**とよぶ．遺伝的 at risk 者が病的変異を患者と共有している確率は，その疾患が従う遺伝形式や発症年齢等に関する疫学データにもとづいて推定できる．さらに，患者において病的変異が明らかになっていれば，家系員が患者と同じ遺伝型を有しているかどうかを調べる**遺伝学的検査**[3-4]によって，リスクを確定させる**発症前診断**が技術的には可能である．しかし，発症前診断を受けるという選択にはメリットとデメリットがあり，さらに個々の at risk 者の価値観によって選択は大きく左右されるため，十分な情報提供と，それにもとづく意思決定を支援する**遺伝カウンセリング**[8-3]がなされることが望ましい．

12-2-2 単一遺伝子疾患と遺伝・ゲノム医療

単一遺伝子疾患では，様々な部位や機能に症状を呈する場合が多い．臓器別・機能別に診療領域が細分化されている昨今では，個々の症状に関する医療が個別の診療科で完結していることもある．例えば，筋力低下は整形外科医院，糖尿病は内科クリニック，不整脈は総合病院循環器科，と別々の科・医療機関でそれぞれ診療されているような場合である．このような場合，これらそれぞれの疾患・症状の背景に，単一遺伝子疾患である筋強直性ジストロフィーが存在する可能性が見過ごされるかもしれない．受診歴や症状から背景にある単一遺伝子疾患の可能性に気づき，全身的な症状コントロールと，遺伝に関する心理社会的問題への対応も含めた全人的な医療を提供できる**遺伝医療部門**[8-3]につなげるようになることはきわめて重要である．地理的な条件等で遺伝医療部門での受診継続が難しい場合には，当該患者の診療・看護に関わる医療機関間で，可能な限り情報を共有する．また，患者にも，はじめて受診する医療機関には当該疾患患者であることを伝える，ということを実行してもらうとよい．

12-3 単一遺伝子疾患に関わる課題と心理社会的側面の理解

12-3-1 遺伝情報の特性による課題

❶ 生涯変わらない不変性

単一遺伝子疾患は，自身の遺伝子の不変的な病的変異が原因となって生じる．そのため，患者やその血縁者は，疾患の進展や発症についてコントロール感を低く捉えたり，スティグマとして捉えたりする可能性がある．それらによって，無力感や絶望感，自己尊重感情の低下，悲嘆，怒りのような負の心理的反応が生じうる．

❷ 将来発症することを予測しうる予見性

単一遺伝子疾患においては，病的変異を検査することにより，たとえ今は**未病**の状態であったとしても，将来の発症を予測できる．そのため，健康な状態であっても来た

疾患に関連する心理的負担を抱くことや，あらかじめ社会的役割に制約をかけざるをえないことがある．さらに，発症することはわかっていてもいつ発症するかがわからないことや，**浸透率**が100％でない疾患では発症するかどうかもはっきりしないといった不確かさと向き合わなければいけない等，遺伝性疾患特有の課題をもつ．

❸ 血縁者との共有性

病的変異が家系内で共有されるという単一遺伝子疾患の特徴は，「親のせいで自分も同じ病気になった」「私のせいで子どもが同じ病気になってしまった」といった親子関係に混乱をきたすような認知や，「遺伝の病気があるのなら，子は設けるべきではない」「遺伝の病気があるから，結婚は考えられない」といった，挙児，婚姻をはじめとする，様々な人生における選択に影響をもたらす．

単一遺伝子疾患の存在が患者とその家族にもたらす心理社会的影響と，それに適応していく過程は，その疾患がactionableであるか否かによって大きく異なるため，それぞれの疾患の予防・治療可能性（actionability）について注視する必要がある．

12-3-2 actionableな単一遺伝子疾患をもつ人（家系）の心理社会的側面の理解

予防・治療法が存在することは，患者であれば正確な診断を，at risk者であればリスクを確定するための検査を受けることの動機になる．また，何らかの行動をとれるという認識は，患者の無力感や絶望感を軽減できる．

予防や治療を目的として，医療的介入を受けたり，日常行動を変容したりすることが，その人々にもたらす心理社会的影響は，非遺伝性疾患と共通している．それに対し，単一遺伝子疾患の一部では，「現在は無症状／未病の状態であるのにも関わらず，将来的に進展／発症する可能性が高い疾患への予防・治療に取り組む」という特殊な状況が加わるため，予防・治療に伴う心理社会的ストレスに対する耐性が低下する可能性や，治療・予防への**アドヒアランス**が悪化する可能性があることに注意する必要がある．

症状が年齢を追うにしたがって顕在化する単一遺伝子疾患では，若年期からの介入が有効とされる場合もある．そのような場合，早期から医療依存の高い状況となるため，成長・発達の観点からの評価が重要となる．

12-3-3 unactionableな単一遺伝子疾患をもつ人（家系）の心理社会的側面の理解

有効な予防・治療法が存在しない単一遺伝子疾患と診断された場合，患者や病的変異を有しているが未病の状態にある者は，疾患の進展や発症が予測され，かつそれらをコントロールする手だてがないという状況に直面することとなる．単一遺伝子疾患においては，臨床症状が顕在化していない軽症／未病の状態であっても，臨床症状・家族歴の評価や遺伝学的検査によって，診断がなされることも多い．そのような状況では，疾患を受容する過程における心理的負担は大きい．特に，生命・機能的予後が不良な疾患と

診断された場合には，危機的状況に陥ることも想定しなければならない(図1)．

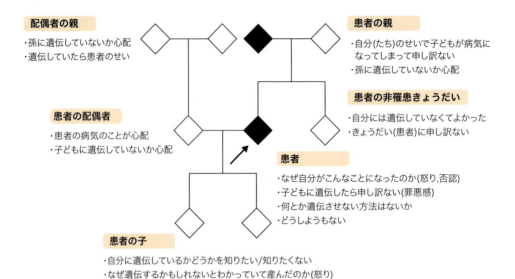

図1 単一遺伝子疾患を有する家系員が抱きうる思い

　Unactionable な単一遺伝子疾患の診断は，予防・治療に結び付くといったメリットはない．しかし，正確な診断は，適切な症状マネジメントのスタートとなるし，**難病医療費助成**，**患者会**等の**ピアサポート**といった**社会資源**[8-2]の利用にもつながる(後述)といったメリットがある．一方で，at risk 者の発症前診断においては，これらのメリットは患者と比較して小さい．発症前診断で得られる情報は，発症リスクの不確かさ解消や将来像を再設計する目的では，メリットとなるが，それに伴う前述のような心理的な負担や社会的な制約といったデメリットも大きい．発症前診断を受けるかどうかについての性急な決断を避け，発症前診断に関する情報を十分理解したうえで，遺伝カウンセリングによる意思決定支援を受けることが有用である．

12-4 当事者を取り巻く社会

12-4-1 遺伝学的検査の普及がもたらすもの

　単一遺伝子疾患の原因遺伝子が次々に明らかになっていることより，臨床徴候・症状のみでは鑑別が難しかった疾患の確定診断や，前述した発症前診断による血縁者の発症リスク評価や，出生前診断，着床前診断のような周産期，生殖医療領域の遺伝学的検査も技術的には可能となってきたが[11-2-2]，実施には**倫理的・法的・社会的課題**(ELSI)[Chapter15]を含んでいる．疾患の遺伝学的理解が進むことが，治療法の開発に結び付くこと

も期待される．日進月歩のゲノム医療においては，単一遺伝子疾患患者とその血縁者に提供される医療にいつどのような変化が生じるかわからない．その時点での最良の医療を提供するために，常に最新の動向をチェックすることが必要である．

12-4-2 遺伝情報の特性をふまえた個人の尊厳を守る倫理的配慮

　単一遺伝子疾患を遺伝学的検査によって診断すること（発症前診断も含む）は，変えることのできない未来を診断することでもある．そして，検査の結果明らかになった遺伝型は，決まった確率で家系員も共有している．しかし，そのような結果を知りたいと思うかどうかは，個々の血縁者において価値観が異なる．例えば，ある単一遺伝子疾患を発症している患者が，成人の孫に疾患が遺伝していないか心配になり，孫と相談して検査を受けた結果，孫は未発症者であることが明らかになったとする．この場合，患者の子（検査を受けた孫の親）は確実に病的変異を有しているため，患者の子が発症前診断は受けたくないという考えだった場合，「知らないでいる権利」が阻害されたこととなる．このように，単一遺伝子疾患の遺伝学的検査は，患者だけの検査ではない，ということに特に注意して，血縁者それぞれの尊厳を守るための配慮が必要である．

12-4-3 希少疾患の患者家族のサポートグループと医療者のパートナーシップ

　頻度の低い単一遺伝子疾患をもつ患者は，自身が受診している医療機関にて症状や治療の情報は得られるが，自らと同じ疾患をもつ他者と関わる機会を得ることは難しい．そのため，遺伝に関することや，日々の生活について悩みを共有する機会に乏しく，孤独感にさいなまれることも少なくない．そのような患者や家族にとって，当事者団体は貴重な情報かつピアサポートが得られる貴重な場となる．特に，実生活上の様々な困りごとやその解決策，医療者との関わり方等については，当事者こそが有用な情報を有している．昨今では，多くの当事者団体が独自のウェブサイトやウェブ掲示板，SNSといった情報発信・交換の場を開設している．当事者団体に参加するかどうかは患者やその家族の自由意志であるが，疾患に関連する情報の1つとして提示できるとよい．

12-4-4 切れ目ないサポート，必要な社会資源の提供

　遺伝性疾患では，患者の一生に関わるサポート，複数世代にわたる長期サポートが必要となる．患者・家系のサポートを実現するためには，支援にあたる医療機関が内外での連携体制をとることはもちろん，患者登録制度（難病登録や関連学会が整備するデータベース）等，世代や場所が変わっても継続的に支援がなされる体制を整備・調整することが必要である．

　単一遺伝子疾患のなかには，難病に指定され，医療費助成対象となっているものがある．自治体レベルで助成制度が異なる場合もあるため，患者が居住する自治体における

医療費助成制度について把握しておくとよい．また，単一遺伝子疾患の治療には高価な薬剤(酵素補充療法，分子標的薬等)が必要なことも多く，そのような場合には高額医療費制度の対象となる．

12-5 遺伝看護の視点

12-5-1 単一遺伝子疾患の生活への影響の適切な評価と看護介入

　現存する複数の症状・合併症と，今後生じることが予測される症状・合併症の影響を考慮して患者に看護を提供するためには，単一遺伝子疾患の正しい診断と，それにもとづく生活機能の評価が必須である．疾患の診断は医師の専権事項であるが，前述のように診療科が高度に細分化されている環境では，ベースとなる単一遺伝子疾患が見落とされる可能性もある．そのような場合に，看護師が聴取する現病歴，家族歴，生活情報，網羅的フィジカルアセスメントの情報が，診断の補助情報として大きな意味をもつ．例えば，糖尿病クリニックを受診した患者の**家族歴**[4-3]を聴取した際に（**図2**），

- 第一度近親に糖尿病患者が複数いる
- 糖尿病に罹患している近親者は白内障も合併している割合が高くかつ平均発症年齢よりも若い
- 祖父は60台で車いす生活となり，不整脈治療中．
- 糖尿病を患っている従妹の子は知的障害があるらしい

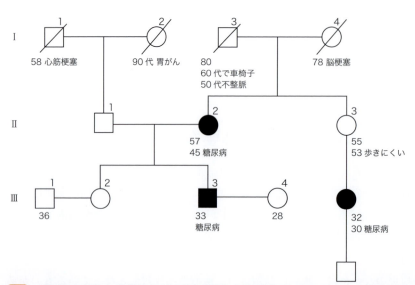

図2 糖尿病で受診した患者家系に単一遺伝子疾患（筋強直性ジストロフィー）の特徴が見出される例

といったような家族歴が聞かれ，フィジカルアセスメントでは
- 前頭部禿頭
- 軽度感音性難聴
- 上肢：MMT4，巧緻性の低下（ペットボトルのふたがうまく開けられない，握った包丁を離せないといったエピソードあり）
- 脈拍リズム不正

といったような情報を得たとする．

これらの情報は，いずれも筋強直性ジストロフィーを示唆するため，それに気づくことが，正確な診断につながる．さらに，クリニックを受診した主目的である糖尿病に関する療養指導（特に服薬指導，運動指導，食事指導）を計画するうえで，巧緻性，歩行機能等の低下が今後進行することが予想できるのは重要な情報となる．個々の臨床症状から，背景にある単一遺伝子疾患の可能性に気づくことは容易ではないが，日常臨床において接する頻度の高い疾患〔前述の例のように，糖尿病クリニックに所属する看護師であれば，糖尿病（表3）〕を表現型にもつ単一遺伝子疾患については**鑑別診断**を要する疾患として把握しておくことが望ましい．

表3 糖尿病を呈する遺伝性疾患
● インスリン遺伝子異常症
● 家族性若年糖尿病（MODY）
● ミトコンドリア病
● ダウン症候群
● Prader-Willi症候群
● ターナー症候群
● クラインフェルター症候群
● Werner症候群
● Wolfram症候群
● セルロプラスミン低下症
● 脂肪筋委縮性糖尿病
● 筋強直性ジストロフィー
● フリードライヒ失調症
● Laurence-Moon-Biedl症候群

12-5-2 遺伝情報を用いた患者・家族の適応支援

遺伝情報にもとづいて発症や疾患の進行が予測できることは，患者やその家族にとっては，望まざる未来の情報といえる．その一方で，前もってそれらの情報が得られていることは，来たる課題に対してあらかじめ適応する準備を整える機会と捉えることもできる．遺伝情報にもとづいて患者や家族に将来起こりうる変化を予測し，それに備えて環境の調整や，心理社会的サポートを提供することは，遺伝看護の重要な役割である．

12-5-3 家族どうし，同疾患をもつ者どうし，地域関係者と共に取り組む看護

単一遺伝子疾患患者の看護においては，血縁者は患者をサポートする資源や副次的に影響を受ける第三者としてみなすだけでなく，発症リスクを有するクライエントの一人としてみなす必要がある．ピアサポーター，公的支援を担当する地域関係者が，家系全体が支援対象であることを認識できるよう，看護師の調整機能が求められる．

重要語
☐単一遺伝子疾患　☐actionable　☐発症前診断　☐心理社会的適応　☐難病助成
☐患者会　☐ピアサポート

章末問題

問1 Aさん（42歳，男性）は，脳梗塞で救急搬送され加療中である．入院後の経過は良好で，本日より介助下でシャワー浴が可能となった．シャワー浴中，四肢遠位部を痛がる様子がみられた．
看護師の対応として適切でないものはどれか．

① 脈拍を測定する．
② 疼痛部位に発疹がみられないか視診する．
③ 同様の症状が血縁者にもあるか問診する．
④ 同様の症状がいつから存在するか問診する．
⑤ 脳卒中後の神経症状であることを説明する．

問2 Bさん（50歳，女性）は，下肢の筋委縮，ミオトニアを主訴として1型筋強直性ジストロフィーと診断された．合併症として糖尿病，白内障を有している．現在のところ，日常生活動作は時間を有するもののすべて自立している．
看護師の対応として適切なのはどれか．

① 白内障は，加齢によるものと説明する．
② 筋破壊を防ぐため，移動には車椅子を使用する．
③ 遺伝要因による糖尿病であるため，食生活は気にしなくてよいことを伝える．
④ スプーンの柄を太くする，キャップオープナーなどの自助具の使用をすすめる．
⑤ 理論的には1/2の確率で子どもも発症するが，子の世代では軽症となることを伝える．

正解はwebで→

Unit 2　遺伝看護の展開

Chapter 13

多因子遺伝疾患を有する患者・家族への看護

学習目標

❶ 多因子遺伝疾患と単一遺伝子疾患の違いを説明できる．
❷ 多因子遺伝疾患を有する家系に生じうる身体的，心理的，社会的問題を説明できる．
❸ 多因子遺伝疾患を有する家系への遺伝看護の視点を説明できる．

13-1 健康・疾病・診断と治療の概念

13-1-1 多因子遺伝疾患における多様性と継承性

多因子遺伝疾患[6-2]は，**遺伝要因**と**環境要因**の双方によって生じる疾患である（表1）．すなわち，「疾患のなりやすさ」に関与する遺伝子（**疾患感受性遺伝子**）の変化によって，生活習慣や，化学物質，気候等の疾患を引き起こす環境要因からの影響を受けやすくなり（＝疾患感受性が高い状態になり），発症に至る．そのような遺伝子の変化は，単一遺伝子疾患のようにまれに存在するものではなく，多くの人がもつありふれた変化で，**遺伝子多型**[2-1]とよばれる．遺伝子多型は，生物の多様性の本質であり，多因子遺伝疾患は生物の多様性の表現型の1つといってもよい．

- 頻度の高いありふれた疾患（common disease）が多い
- 複数の遺伝子と，環境要因とそれらの相互作用が発症に寄与する
- 同一家系内でも，発症するかしないか，発症年齢，進行度，重症度は異なる
- 明確なメンデル遺伝形式は示さないことが多い

表1 多因子遺伝疾患の特徴

多因子遺伝疾患においては，その疾患のなりやすさに複数の感受性遺伝子が関与している．さらに，個人が曝露される環境要因はきわめて多様である．そのため，単一遺伝子疾患のようにメンデル遺伝形式に明らかに従うとはいえない．ここで，遺伝子多型によって生じる人体の多様性は，しばしば「**体質**」とよばれる．身長の高い親をもつ子は身長が高い傾向があったり，熱性痙攣の既往がある親をもつ子は熱性痙攣を起こしやすい傾向にあったりと，体質には明らかな継承性がある．さらに，家族は食習慣を共有したり，おかれている環境が共通していたりと，環境要因も共有されると捉えることができる．その結果として，家系内に同一の疾患を有する患者が複数存在する**家系内集積**[4-1]が起こる．多因子遺伝疾患においては，遺伝要因の多様性と継承性だけでなく，環境要因にも多様性や家系内での共有性があることを留意する必要がある．

13-1-2 多因子遺伝疾患患者における健康の概念

臨床的見方

慢性疾患のほとんどは多因子遺伝疾患であり，治療の目的が必ずしも根治ではなく，症状のコントロールや進行の予防におかれることもある．そのような疾患を有する患者においては，症状ができる限り抑えられることや，疾患の状態をあらわす検査所見が正常あるいはそれに近い状態に保たれることが身体的な健康状態といえる．それに加え，発症に遺伝要因が関連する多因子遺伝疾患では，疾患の発症に寄与する遺伝子の多型によって，疾患感受性が高まる．そのような多型を有する人において，発症が抑えられ，未病状態が保たれていることも身体的健康として重要である．

社会的見方

多因子遺伝疾患は，**単一遺伝子疾患**[5-1]のように希少ではなく，**ありふれた病気（common disease）**であることも多い．そのため，疾患を有する者に対する理解やサポート資源も単一遺伝子疾患と比して豊富といえる．また，周囲の疾患に対する認識の低さに伴う患者の社会的役割の制限が生じることは，希少疾患と比すれば少ない．しかし，疾患による症状に伴う社会的役割の制限は遺伝要因の有無に関わらず存在する．また，未発症者において，特定の疾患に罹患しやすいことがわかっている状況では，発症を予期して自ら社会的役割を制約することがありうる．

環境への適応という見方

多因子遺伝疾患およびその発症リスクを有する人に特有な環境への適応として，遺伝要因によって特定の疾患の感受性が高い状況で，その疾患の進展や発症を抑えるという観点から，環境要因をコントロールしていくことが挙げられる．自身が高い疾患感受性を有する疾患を認識（例：2型糖尿病）し，さらに，曝露によって疾患の進展や発症を引き起こす環境要因（例：高脂肪食，身体活動量不足）を認識し，その環境要因を可変的なものと捉えて，コントロールしていくことが，環境への適応として重要である．

全人的な見方

多因子遺伝疾患の患者にとっての健康とは，そのありふれた病気と共に生きるという状態に適応し，日常生活を送ることといえる．

13-1-3 多因子遺伝疾患の成り立ち

多因子遺伝疾患の発症には，遺伝要因と環境要因の双方が関与しているが，その関与の割合は様々である．疾患の発症における遺伝要因と環境要因の関連を明らかにすることは難しいが，1つの発症モデルとして「閾値モデル」がある（図1）．閾値モデルでは，同じ強さの環境要因に曝露された場合に，遺伝要因によって定まる疾患感受性がある一定の値以上を超えている個体において発症する，と考える．

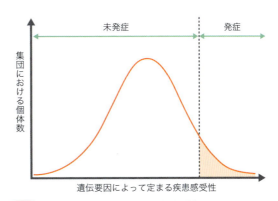

図1 遺伝要因によって定まる疾患感受性

多因子遺伝疾患の発症に遺伝要因がどれぐらい関与しているかを検討するために，**双生児研究**が行われてきた．双生児研究では，遺伝情報を完全に共有する**一卵性双生児**と，平均して1/2を共有する**二卵性双生児**において，疾患発症の一致度を比較することで，遺伝要因の関与の割合を推測している（表2）．これらのうち，特に頻度が高い生活習慣病と，遺伝要因の割合が高い精神神経疾患について，その成り立ちを示す．

❶ 生活習慣病

糖尿病，脂質異常症，高血圧，心血管疾患，脳血管疾患等は，**生活習慣病**の名が示す通り，生活習慣が環境要因として発症リスクと密接に関連している．生活習慣病においては，食事と運動，喫煙が特に重要な環境要因である．ところが，同じ生活習慣でも疾患を発症する人とそうでない人がおり，個人の疾患感受性の違いという遺伝要因の関与がみられる．例えば，同じ高脂肪食を摂取しても，ある疾患感受性遺伝子の遺伝型によって，体重増加の程度が違うことや，同じ強度の運動を行った場合の体重減少の程度が異なることが明らかとなっている．それらのような，疾患感受性遺伝子は近年の研究で次々と発見されている．最も研究が進んでいる2型糖尿病では，発見された疾患感受性遺伝子数は120を超えている．ところが，これらの疾患感受性遺伝子一つひとつによる疾患感受性の増加はわずかであることも同時に明らかになっており，現在わかっているすべての遺伝子情報を集めても全体を説明できない．したがって，現時点ではこれらの遺伝子をすべて調べても，進展や発症の予防につながる根拠は十分でない．2型糖尿病だけでなく，その他の生活習慣病においても現状は同様といえる．

疾患，状態	遺伝寄与割合
身長	男性：0.87〜0.93 女性：0.68〜0.90
出生時体重	0.42
1型糖尿病	0.88
2型糖尿病	0.64
冠動脈疾患	男性：0.57 女性：0.38
血圧	0.40〜0.42
アルツハイマー型認知症	0.48
パーキンソン病	0.34
偏頭痛	0.34〜0.57
自閉症スペクトラム	0.71
統合失調症	0.81
変形性関節症	0.40〜0.70
関節リウマチ	0.60
気管支喘息	0.60
前立腺がん	0.42
乳がん	0.27

表2 双生児研究による遺伝寄与割合の推定
van Dongen J, et al：Nat Rev Genet, 13：640-653, 2012 より引用．

❷ 精神神経疾患

表2に示したように，精神神経疾患のなかでも，統合失調症はとりわけ遺伝要因の割合が高い疾患である．統合失調症においても，疾患感受性遺伝子を探索する研究は行われてきたが，候補となった遺伝子においても実際の発症リスクへの関与は認められるものは少ない．2型糖尿病と同様に，現状で明らかにされている疾患感受性遺伝子をすべて調べても，発症を正確に予測することはできない．さらに，統合失調症の環境要因についてもいまだ明らかでないのが現状である．このことは，統合失調症のみならず，多くの精神神経疾患において共通している．

❸ 先天性疾患

先天性疾患[6-4]の約半数が多因子遺伝疾患である．胎児が有する遺伝的特性は，疾患を引き起こすような環境要因（胎内環境）に曝露された際の疾患感受性に影響し，リスク因子に対して脆弱な胎児が，先天性疾患を発症することとなる．例えば，口唇・口蓋裂は，遺伝的要因が強く関連していることが知られているが，環境要因として妊娠中のビタミン摂取状況が発症に関与する．

13-1-4 多因子遺伝疾患の診断と治療の概念

単一遺伝子疾患と，まったくの偶然で起こる事故・外傷をのぞくすべての疾患は多因子遺伝疾患である[6-1]．それぞれの疾患の診断や治療は，診断基準や治療ガイドライン等を基本にして進められる．近年になり，多因子遺伝疾患の遺伝要因が明らかになってくると共に，診断や治療に疾患感受性遺伝子の情報を活用しようとする取り組みがさかんになってきている．後述する先制医療や他のChapterで紹介されている精密医療は，個人の遺伝情報にもとづいて治療，予防をめざす先駆的取り組みである．

13-2 遺伝・ゲノム医療の役割

13-2-1 多因子遺伝疾患の遺伝と家系内集積性

多因子遺伝疾患は，明かな**メンデル遺伝形式**[5-2]をとらない．多因子遺伝疾患の家系内集積は，疾患感受性遺伝子に発症リスクを高める型のアリルを共有していることや，リスクとなる環境要因を共有していることによって起こる．遺伝要因，環境要因は完全に共有されるわけではないため，個人の発症リスクには差がある．例えば，遺伝要因が強い家系員でも，環境要因が弱ければ発症せず，結果として家系内集積が認められないことがありうる．反対に，遺伝要因はさほど強くないが，その家系の生活様式が発症リスクを高めるような場合には，強い家系内集積が認められることがありうる．

13-2-2 多因子遺伝と遺伝・ゲノム医療

多因子遺伝疾患の疾患感受性遺伝子の探索と，それにもとづく疾患メカニズムの解明と，治療・予防方法の開発は，現在のゲノム医療の中心的取り組みである．なかでも，個人の遺伝情報をもとに疾患感受性を評価すると共に，その個人が曝露されている環境要因を評価することによって，発症を予測し，発症の遅延や防止を試みる**先制医療**[8-4]に関する取り組み(図2)は，多因子遺伝疾患を主なターゲットとして研究が進められている．しかし，現時点では臨床現場における活用には至っておらず，さらなる発展が期待される．そのため，現状では，**家族歴**[4-3]の評価や，既知の環境要因のコントロールといった基本的な医療を着実に提供すると共に，ゲノム医療の発展に向けて研究への推進に寄与することが求められる．

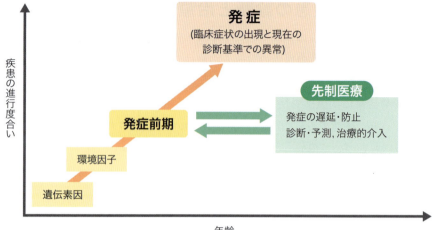

図2 先制医療の取り組み

医療のイメージ．先制医療は，遺伝子，mRNA，タンパク質，代謝産物，画像等から得られる生体情報を数値化，定量化した指標（バイオマーカー）を用いることで発症前期にかなり高い確率で疾患を診断，予測し，治療的な介入を行うこと，またそれにより発症を防止するか遅らせようとする新しい医療の方向性を意味する．科学技術振興機構研究開発戦略センター臨床医学ユニット：戦略イニシアチブ『超高齢化社会における先制医療の推進』，2011より引用．

13-3 多因子遺伝疾患に関わる課題と心理社会的側面の理解

13-3-1 遺伝情報の特性による課題

❶ 生涯変わらない不変性

疾患感受性遺伝子の型は生涯変えることはできない．そのため，自分が疾患感受性の高い型の疾患感受性遺伝子を有していることを知った場合，単一遺伝子疾患の場合と同じように，自身の発症リスクに対してコントロール感を失ってしまうことが考えられる．しかし，多因子遺伝疾患においては，疾患感受性遺伝子の発症リスクへの寄与は小さいことが多い．さらに，環境要因が既知であれば，それをコントロールすることで総合的な発症リスクを抑えることができる．遺伝情報が不変的であっても多因子遺伝疾患の発症リスクは可変的であることを対象が理解することが重要である．

❷ 将来発症することを予測しうる予見性

多因子遺伝疾患の継承性の側面に対象の意識が傾くと，単一遺伝子疾患と同様に将来の自身の疾患発症に関する予期的な心理的負担が生じうる．ここで，前述のように遺伝要因は不変であるが，発症リスクは可変であることを理解することは，ネガティブな心理的反応を抑えるうえで重要である．しかし，統合失調症の例のように，コントロールすべき環境要因が不明で，かつ遺伝要因の寄与が高い疾患もある．そのような疾患の場合には，発症が予見されることと，それに対して対応する手段に乏しいことが，大きな心理社会的負担となることが考えられる．

❸ 血縁者との共有性

多因子遺伝疾患における共有性を考える際には，遺伝情報だけでなく，環境要因をも共有している可能性があり，それらが疾患の発症や進展に関与していることに留意する必要がある．例えば，2型糖尿病を有する患者の家族は，患者が有している糖尿病になりやすい遺伝要因を共有していることに加え，家族として同じ環境で生活していることで，糖尿病になりやすい食習慣や運動習慣を共有している可能性がある．

13-3-2 多因子遺伝疾患に特有な心理社会的側面の理解

発症リスクの「不確かさ」がもたらす心理社会的負担

単一遺伝子疾患における心理社会的影響との違いを考えるうえで最も重要なのは，多因子遺伝疾患の不変性，予見性，共有性にはすべて「**不確かさ**」が伴うことである（**表3**）．たとえ濃厚な家族歴をもっていたとしても，発症リスクに不確かさがある場合，「自分は発症しないだろう」と楽観的に捉え，環境要因のコントロールに関する行動変容がなされないかもしれない．また，不確かさに対する不安が，直面する課題からの**逃避的コーピング**につながり，結果として**行動変容**がなされないこともありうる．遺伝的疾患リスクに関する不確かさを受容し，そのうえで発症リスクを低減するような行動変容を促すような支援が必要である．

表3 多因子遺伝疾患に関する「不確かさ」

罹患リスクの不確かさ
疾患の遺伝要因，環境要因の寄与率が不確か
自身の遺伝要因，環境要因の強さが不確か
疾患の重篤性の不確かさ
発症した場合の症状の程度が不確か
発症が自身の生活に与える影響の重大性が不確か
対処行動の有効性の不確かさ
予防行動が有効かどうかが不確か

13-4 当事者を取り巻く社会

13-4-1 遺伝学的検査の普及がもたらすもの

疾患感受性遺伝子の探索と，それらの遺伝子と環境要因および疾患発症との関連は研究途中であり，現状では多因子遺伝疾患の遺伝学的検査は臨床において活用する段階にはない．一方で，唾液等のサンプルを直接遺伝子検査会社に送ると，疾患感受性遺伝子の型を調べ，それをもとに様々な疾患の疾患感受性判定が得られることをうたった，「遺伝子検査ビジネス〔消費者直結型遺伝子検査：**DTC（Direct To Consumer）遺伝子検査**〕」が登場している．遺伝子検査ビジネスによって示される疾患感受性判定は，医学的な根拠に乏しいものも多く，海外ではそのような検査の販売が法律で禁止されている国もある．しかし，日本では現状においてインターネット経由で容易に購入できる状態にある．医学的根拠に乏しい疾患感受性判定によって人々の予防に向けた行動変容が悪影

響を受けることを防ぐためには，法規制や，人々における多因子遺伝疾患に関するリテラシーの向上が求められる．

13-4-2 遺伝情報の特性をふまえた個人の尊厳を守る倫理的配慮

　総合的な発症リスクは可変的であるものの，遺伝的要因が不変的であることには変わりない．そのため，遺伝的に疾患感受性が高いことは単一遺伝子疾患と同様に**スティグマ（烙印）**[9-3]となりうる．例えば，他者よりも環境要因のコントロールを努力し続けていたに関わらず，疾患感受性が強いために発症してしまうことがある．そのような場合，無力感や絶望感によって尊厳が損なわれた状態となりうる．また，周囲の人が多因子遺伝疾患に関する理解がなく，「生活習慣が乱れているから2型糖尿病になったのだろう」「育った環境が悪いから統合失調症を発症したのだろう」といったような偏見にさらされることもある．これらのような尊厳の危機を避けるために，多因子遺伝疾患を有する患者や家族，その周囲の人々に対して，多因子遺伝疾患の病因と，遺伝的多様性について理解を促すことが必要である．

13-4-3 患者家族のサポートグループと医療者のパートナーシップ

　多くの単一遺伝子疾患が**希少疾患**であることと比較して，多因子遺伝疾患はその有病者の数が多いため，アクセス可能な情報は充実している．それらの情報の多くは病態や治療の説明が主となっており，疾患の遺伝性について知りたいと思っても情報が得られないことが多い．そのような場合に，患者やその家族どうしで遺伝のことについて話をすることは，**ピアサポート**[8-2]として有用といえる．しかし，遺伝のことについては話しにくいと感じる患者や家族は多い．また，そもそも疾患の遺伝的要素について認識されておらず話題にあがらなかったり，前述のような偏見にさらされることもありうる．そのため，まずは多因子遺伝疾患の遺伝について患者やその家族と共に学ぶ機会を設定するといった教育的関わりが求められる．

13-5 遺伝看護の視点

13-5-1 多因子遺伝疾患による生活への影響の適切な評価と看護介入

　まず，対象に生じている疾患が真に多因子遺伝によるものなのかを評価することが重要である．例えば，Chapter12 表3のように，糖尿病が表現型として存在していても，それが必ずしも多因子遺伝疾患である2型糖尿病とは限らない．もしその背景に単一遺

伝子疾患がある場合には，環境要因をコントロールしようと患者がいくら努力しても症状が改善しないかもしれない．このような場合には，患者の尊厳が損なわれる可能性がある．

多因子遺伝疾患の症状や，予防行動を実行することによる生活への影響の評価と介入は，それぞれの疾患で実施されている最善のものを実施する．遺伝看護として重要なのは，遺伝的要因が疾患の背景にあることによって，患者やその家族の疾患に対して感じる脅威が遺伝性でない場合よりも大きい，コントロール感を失う，治療や予防に取り組むことを無駄と感じるようになる，といった，健康行動を阻害する疾患認識に介入することである．この介入の目的は，患者とその家族における疾患感受性の受容や，進展・発症の予防を目的とした健康行動を促進することであり，既存の**健康行動理論**が活用できる．

13-5-2 遺伝情報を用いた患者・家族の適応支援

現時点では，遺伝情報を用いた多因子遺伝疾患の患者・家族の支援は研究段階であり，時間を経るに従い新たな疾患感受性遺伝子の報告や意味づけの追記や変化が起こりうる．多因子遺伝疾患のゲノム医療は，現在のゲノム研究の中核となるテーマであり，今後新たに様々な**エビデンス**が発信されることが想像される．常にゲノム研究の動向に気を配っておきたい．

13-5-3 家族どうし，同疾患をもつ者どうし，地域関係者と共に取り組む看護

多因子遺伝疾患は頻度が高く，患者どうしが交流する機会をつくることは比較的容易である．そのため，すでに地域レベルでピアサポート活動が展開されている場合も多い．遺伝看護の視点からは，現状のピアサポート活動の目的に①疾患の遺伝的要因について患者やその家族が理解を深めること，②患者の家族が，at risk 者としてリスクの受容や，**予防行動実行**の動機となること，を加え，患者と家族の多因子遺伝疾患とその発症リスクへの適応を促進することをめざす．

重要語

☐多因子遺伝　☐疾患感受性遺伝子　☐家系内集積　☐リスク認識　☐環境要因
☐行動変容

章末問題

問1 Aさん(58歳,男性)は健診で耐糖能異常を指摘された．2型糖尿病と診断された家族が複数いる(父,母,兄)．健診施設での個別指導で「遺伝だからしかたないんですよ」という発言があった．
Aさんへの保健指導として適切なものはどれか．2つ選べ．

① 生活習慣を改善することで発症のリスクを下げられることを示す．
② 2型糖尿病の他に，父と兄に共通の疾患や症状がないかをたずねる．
③ 糖尿病はありふれた病気なので，遺伝が原因ではないことを伝える．
④ 遺伝的リスクをはっきりさせるために，易罹患性検査の受検をすすめる．
⑤ 父と母には遺伝的なつながりはないので，遺伝要因は強くないことの理解を促す．

問2 Aさん(35歳,女性)は2歳になる第1子に潜在性二分脊椎が認められた．第2子を希望しているが，次も二分脊椎であるリスクが高いのではないかと心配している．
看護師の対応として適切なのはどれか．2つ選べ．

① 妊娠を計画する前から葉酸の摂取を勧める．
② 出生前診断の適応となることについて情報提供する．
③ 第2子が二分脊椎である確率は1/2であることを伝える．
④ 二分脊椎よりも染色体異常が重要であることの理解を促す．
⑤ 二分脊椎を有している第1子のことへの受容状態を評価する．

正解はwebで

Unit 2　遺伝看護の展開

Chapter 14

がんゲノム医療・遺伝性腫瘍に関わる患者・家族への看護

学習目標

❶ がんゲノム医療の概要を理解し，がんゲノム医療を予防，診断，治療，予後予測の4つの側面から説明できる．

❷ がんゲノム医療が患者や家族に及ぼす影響を理解し，必要な看護を検討できる．

❸ 遺伝性腫瘍の遺伝学的，身体的，心理社会的特徴を理解し，遺伝要因の寄与の評価にもとづいた援助を説明できる．

14-1 健康・疾病・診断と治療の概念

14-1-1 がんにおける多様性と継承性

　がんは，**がん関連遺伝子**[3-3]に**病的変異**[3-2]が加わった結果，異常なタンパク質が発現し，過剰な細胞増殖をしたり，本来の機能以外の機能を発揮して起こる**体細胞遺伝病**[3-1]に分類される．通常は1つの遺伝子の病的変異のみでがん化が起こるのではなく，複数の遺伝子に重なって生じることにより，その細胞ががん化する（**多段階発がん**[3-3]）．同じ「肺がん」であっても起因するがん関連遺伝子の種類は多彩である．したがって同じがん種であっても遺伝子のレベルでそれらを分類しようとすると，実際はがん種を超えた多様性が認められる．

　一方，全がんのおよそ5〜10%は，**遺伝性腫瘍**[3-3]である．遺伝性腫瘍は1つのがん関連遺伝子の生殖細胞系列の病的変異に起因する**単一遺伝子疾患**であるため，病的変異のほとんどは受精卵を介して継承され**メンデル遺伝形式**[5-2]を示す．

　遺伝性腫瘍は単一遺伝子疾患であることから**家系内集積性**[3-3]がみられる．しかし遺伝性腫瘍でなくても，同じ家系においては環境要因が類似していることがあり，遺伝子の変化を引き起こす環境要因の共有による家系内集積性が認められる場合もある．

14-1-2 がん患者における健康の概念

　がんは，散発性のものから，家族集積性を示すもの，メンデル遺伝形式を示す遺伝性腫瘍まで，その遺伝要因の寄与の強さは様々である．がんを罹患していることに加え，遺伝要因の寄与を伴うことによっても健康の概念は変化する．

臨床的見方

　がん患者の健康は，単にがんを発病しているか否かということにとどまらない．がんを発病している場合は，がんの種類や進行度に応じた適切な治療を受けられ，その進行が抑制されていることは臨床的な健康として重要である．がんを治療した後も，適切な検診が継続され，再発への備えができていることも重要である．

　遺伝性腫瘍に特徴的な臨床的健康として，遺伝的なリスクに応じた**サーベイランス**の継続や予防的切除（**リスク低減術**）によって（後述），未病状態が保たれていることが挙げられる．

社会的見方

　がんに対する治療や症状管理の進歩と共に，がん患者が罹患前と変わらぬ社会生活を送れるようになることががん医療の大きな目標となった．がんに罹患しても，患者の発達段階や希望，そして身体的変化に応じた社会生活を送れることが社会的な健康である．

　遺伝性腫瘍の **at risk 者**[12-1-1]においては，未病であってもがん発症リスクが高い，という特殊な状況にあり，そのことが社会的健康に影響をもたらしうる．例えば，「将来

がんを発症するリスクが高い」という予見性が，職業選択，結婚・出産，生命保険への加入といった社会的活動に影響する可能性がある．

環境への適応という見方

がんの発症や治療によって生じうる身体的変化に適応し，健康を維持するために，環境を調整することが健康の観点から重要である．例えば，排泄経路の変更や，消化管の切除等，生活環境に直結する変化に合わせ，トイレや食事に関する環境を整える．

がんの再発，発症のリスク要因となる環境要因を避けるような保健行動がとれていることも，病と共に生きるための環境への適応と言える．特に，遺伝性腫瘍の患者は，がんが根治したとしても，がんになりやすい体質そのものは変わらないため，発症予防や早期発見のための保健行動がより重要となる．

全人的見方

がんという健康への脅威に適応していくプロセスすべてが，全人的健康に影響を与える．全人的な健康においては，前述した3つの見方に加え心理面，スピリチュアルな側面も重要である．また，治療中のサポートや治療費の支出といった事柄が家族に影響を及ぼすため，家族としての健康も考える必要がある．さらに，遺伝性腫瘍患者や at risk 者においては，遺伝性腫瘍に罹患するという将来を遺伝情報として共有するため，その状況に適応していくという健康のあり方をも共有することとなる．

14-1-3 がんの遺伝学的成り立ち

がんの発生には複数のがん関連遺伝子が関わっている[3-3]．がんの発生過程では，がん関連遺伝子が次々と別の遺伝子に働きかけ，正常な細胞が前がん病変に，前がん病変ががんへと変化する（多段階発がん）．

遺伝性腫瘍は，生殖細胞系列に病的変異を有していることによって，特定の臓器の発がんリスクが高くなる疾患である．遺伝性腫瘍ではほとんどが常染色体顕性遺伝疾患であり，病的変異が次世代に継承される確率は性差を問わず50％である．網膜芽細胞腫，多発性内分泌腫瘍（MEN）など一部の遺伝性腫瘍を除いて，発症は成人期であるが，多くの場合発症年齢は散発性のがんより若年である．また，遺伝性腫瘍の原因遺伝子に病的変異を有していても，発症しないことがある（**不完全浸透**）[5-3]（表1）．遺伝性腫瘍では，原因となる遺伝子そのものを修復することはできないものの，発症しうるがんに対するリスク低減術や早期発見のためのサーベイランスを講じることができる．

疾患名	主たる腫瘍部位	原因遺伝子	遺伝形式
遺伝性乳がん卵巣がん(HBOC)	乳がん，卵巣がん，前立腺がん，膵臓がん	BRCA1, BRCA2	AD
Li-Fraumeni症候群	骨軟部肉腫，乳がん，白血病，脳腫瘍，副腎皮質腫瘍	TP53	AD
リンチ症候群(遺伝性非ポリポーシス大腸がん:HNPCC)	大腸がん，胃がん，小腸がん，子宮体がん，卵巣がん，腎盂・尿管がん	MSH2, MSH6, MLH1, PMS2	AD
家族性腺腫性ポリポーシス/家族性大腸腺腫症(FAP)	大腸がん，胃がん，十二指腸がん，デスモイド腫瘍	APC	AD
Peutz-Jeghers症候群	消化管ポリポーシス，消化管がん，卵巣がん，子宮がん	STK11	AD
von Hippel-Lindau症候群(VHL)	脳腫瘍，網膜血管腫，小脳・脊髄の血管芽細胞腫，腎・膵・肝・副腎などの嚢胞・腫瘍	VHL	AD
多発性内分泌腫瘍症1型(MEN1)	内分泌系腫瘍(下垂体・膵・副甲状腺腫瘍または過形成)	MEN1	AD
多発性内分泌腫瘍症2型(MEN2)	内分泌系腫瘍(甲状腺髄様がん，副甲状腺機能亢進症，褐色細胞腫)	RET	AD
遺伝性パラガングリオーマ・褐色細胞腫症候群	神経内分泌組織腫瘍，褐色細胞腫	SDHD, SDHAF2, SDHC, SDHB	AD
網膜芽細胞腫	眼腫瘍，骨肉腫，肉腫	RB	AD
結節性硬化症	過誤腫	TSC1, TSC2	AD
Wilms腫瘍(腎芽腫)	泌尿器がん	WT1	AD
神経線維腫症1型/レックリングハウゼン病	悪性末梢神経鞘腫瘍，消化管間質腫瘍，神経膠腫，乳がん	NF1	AD
神経線維腫症2型	両側聴神経腫瘍，神経系腫瘍	NF2	AD

表1 遺伝性腫瘍の例
『遺伝医学』第2章より．

AD：常染色体顕性遺伝

表1にあるように，多くの遺伝性腫瘍は表現型としては各臓器の発がんであり，一時点で生じているがんだけを見ると，散発性のがんとして認識されることも少なくない．遺伝性腫瘍を見逃さないためには，現病歴や家族歴の聴取から，①家系内集積性，②若年発症，③多重がん，両側性[3-3]の有無を評価することが重要である．

遺伝性腫瘍の例として，大腸がん，胃がん，子宮体がんといった一般的ながんを発症する遺伝性腫瘍である**リンチ症候群**と，乳がん，卵巣がんを発症する**遺伝性乳がん卵巣がん**を挙げる．

❶ リンチ症候群

リンチ症候群は遺伝性大腸がんの1つである．**遺伝性大腸がん**には，ポリープを多発する**家族性腺腫性ポリポーシス**(Familial Adenomatous Polyposis：FAP[*])があるが，リンチ症候群ではポリポーシスを生じな

	MLH1 あるいは MSH2 病的変異保有者	MSH6 病的変異保有者	一般頻度
大腸がん	50〜80%	10〜20%	9(7)%
胃がん	6〜13%	〜3%	11(5)%
子宮内膜がん	25〜60%	15〜26%	3%
卵巣がん	4〜24%	1〜11%	1%

表2 リンチ症候群関連腫瘍
尿管がん，小腸がん，胆道がん，膵がんなどの増加を示す報告もある．

[*] 家族性アミロイドポリニューロパチーもFAPと略されるので略語の使用時には注意する．

いため，かつては遺伝性非ポリポーシス大腸がん(Hereditary Non-Polyposis Colorectal Cancer：HNPCC)と称されていた．しかし，大腸以外にも様々な部位に発がんするため，現在ではリンチ症候群と称されることが一般的である．リンチ症候群は全大腸がんのうち2〜5％を占め，大腸がん以外にも子宮内膜がん，卵巣がん，胃がん，尿路上皮がんのリスクが高くなりリンチ症候群関連腫瘍として取り扱われる(表2)．原因遺伝

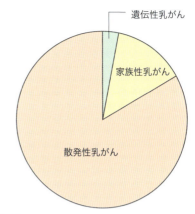

図1　乳がん全体での遺伝性乳がんの割合

子は複数あり，代表的な遺伝子は*MLH1*，*MSH2*，*MSH6*，*PMS2*の4つである．4つの遺伝子はいずれもDNA損傷を元に戻す役割を担う**DNA修復遺伝子**の1つである．発症したがんの標準的治療に準じた治療のほか，リンチ症候群で発症しやすいがんを想定した精密なサーベイランスが有効である．

❷ 遺伝性乳がん卵巣がん（Hereditary Breast and Ovarian Cancer：HBOC）

全乳がんのうち5％が遺伝性乳がんと推察され(図1)，そのうちの約30％程度がHBOCと推察されている．HBOCの原因遺伝子は*BRCA1*および*BRCA2*である．*BRCA*に病的変異がある女性では，生涯の乳がん，卵巣がん発症リスクが上昇する．また，男性乳がん，前立腺がん，膵がんの発症リスクも増加する(表3)．HBOCにおいて乳がん，卵巣がんを発症した場合はそれぞれのがんの標準的治療が適用される．

		BRCA1病的変異保有者	BRCA2病的変異保有者	一般頻度
女性	乳がん(70歳まで)	57(47〜66)％	49(40〜57)％	9％
	卵巣がん(70歳まで)	40(35〜46)％	18(13〜23)％	1％
男性	乳がん	1.2〜6.8％		0.1％

表3　遺伝性乳がん卵巣がん症候群（HBOC）
前立腺がん，膵がんの発症の可能性の増加を示す報告もある．Chen S et al.：J Clin Oncol, 25：1329-1333, 2007より．

またHBOCでは，18歳からの乳房自己触診や年齢に応じてマンモグラフィやMRIによるサーベイランスが推奨されている．またリスク低減乳房切除術やリスク低減卵管卵巣切除術によってがん発症のリスクを低減することができる．近年では*BRCA*に病的変異のある乳がん患者の薬物療法として，PARP阻害剤が開発，適用された．

14-1-4　がんの遺伝学的診断と治療の概念

がんの診断に関する**遺伝子関連検査**[3-5]は，遺伝性腫瘍の診断を目的とした生殖細胞系列におけるがん関連遺伝子の**遺伝学的検査**[3-4]と，発症しているがんの治療選択を目的と

したがん細胞を対象とした**体細胞遺伝子検査**[3-4]の2つに大別される．遺伝学的検査は，単一遺伝子疾患の診断と概念は同様である．遺伝性腫瘍には治療や予防を目的に積極的に診断がなされるactionableな疾患が多い．体細胞遺伝子検査は，がんの発生における遺伝子の関わりを分析し，がんの診断や治療への活用を目指す**がんゲノム医療**の発展に伴い，急速に拡大している．近年，がん細胞から血液中に流れ出たごく微量のDNAなどの分子成分をキャッチする**リキッドバイオプシー**によって，がんの早期発見をめざす研究も進んでいる．また，例えば胃がんの発症に関係する遺伝子Aに病的変異があることがわかった場合には，積極的にピロリ菌の除菌をする，あるいは乳がんの発症に関係する遺伝子Bに病的変異があることがわかった場合に予防的効果のある薬剤を内服する等，といったように，がんになる人を減らすがんの一次予防として，がんゲノム医療が活用できる可能性がある．

がんゲノム医療における薬物治療，**ファーマコゲノミクス**[8-4-1]の例として，がん細胞の遺伝子を解析し(体細胞遺伝子検査)，そのがん細胞の発生，増殖，浸潤，転移に影響を及ぼしている遺伝子や病的変異を特定し，遺伝子変異に合わせたメカニズムを封じるような**分子標的薬**が挙げられる．つまり，抗がん剤を中心とした従来のがん種による治療法の選択に，病的変異をもつ遺伝子の違いによる治療法の選択が加わってきた．

近年になって単一遺伝子疾患の原因遺伝子の遺伝学的検査が**コンパニオン診断**に用いられるようになった．HBOCの原因遺伝子として前述した*BRCA*に病的変異を有する転移性乳がん患者に対するPARP阻害薬が開発され，2018年にはわが国でも*BRCA*遺伝学的検査がコンパニオン診断として承認され，再発乳がん患者の薬物選択のために検査が実施されている．このコンパニオン診断は，家族歴がない乳がん患者も対象となり，陽性時には分子標的薬が選択肢として追加になると共に，患者のサーベイランスや血縁者に向けた対応はHBOCと同様遺伝性腫瘍として扱う必要がある．

ファーマコゲノミクスではそこで取り扱う遺伝情報が生殖細胞系列(遺伝学的検査)に相当するのか，体細胞遺伝子検査に相当するのかを見分け，患者や血縁者への影響を考慮することが求められる．

14-2 がん医療における遺伝・ゲノム医療の役割

遺伝性腫瘍は，actionableな**単一遺伝子疾患**[5-1]として，前述したようながん細胞の遺伝情報にもとづいた診断，治療，予防に加え，生殖細胞系列の**遺伝情報**[2-1]をもとに，患者や家族の**発がんリスク**の評価が可能となる．発がんリスクが高い場合には，リスクを低減する手段が選択肢となる．前述したHBOCにおけるリスク低減乳房切除術，リスク低減卵管卵巣切除術はその一例である．手術や薬物療法のようなリスク低減の選択肢が現時点では存在しない場合でも，遺伝性腫瘍においては特定の臓器の発がんリスクが

高くなる特徴を利用して，その標的臓器の綿密なサーベイランスが計画できる．

ゲノム医療は，前述のように，がんの診断・治療・早期発見・予防におけるこれまでの概念を大きく変えようとしている．ゲノム情報を用いることにより個人の体質やがんの特徴に合わせた医療を提供する**先制医療，プレシジョンメディスン（精密医療）**[8-4]は，がんゲノム医療を中心に発展している．

14-3 遺伝性腫瘍に関わる課題と心理社会的側面の理解

14-3-1 遺伝情報の特性による課題

多くのがんは体細胞遺伝子変異で生じるが，遺伝性腫瘍においては単一遺伝子疾患[5-1]と同様の課題[Chapter12]が患者やその家族に生じる．また，遺伝性腫瘍ではない一般のがんにおいては，多因子遺伝疾患[6-2]と同様の課題[Chapter13]が生じる．

がんゲノム医療では，体細胞遺伝子検査でがん細胞における遺伝子の変化を探索するが，ある病的変異ががん細胞に特有のものかどうかを判断するために，正常細胞，つまり生殖細胞系列の遺伝情報[2-1]との比較を要する場面がある．そのような場合には，患者のがん診断・治療のために必要な情報の取得は，同時に血縁者の情報につながる（遺伝情報の**共有性**）[2-2, 3-4]．がんゲノム医療での遺伝・ゲノム情報はがんの診断や治療に欠かせない情報だが，**血縁者**にも影響を及ぼす点を理解しておく必要がある．

14-3-2 遺伝性腫瘍に特有な心理社会的側面の理解

遺伝性腫瘍は単一遺伝子疾患と同じように，生殖細胞系列の遺伝子異常が疾患の原因となる．他の単一遺伝子疾患と同様に，病気の**確定診断**[3-4]や未発症者の遺伝的再発リスクの確定のために**発症前診断**[3-4]として遺伝学的検査を利用できる．

遺伝性腫瘍は定期的なサーベイランスによってがんを早期発見できたり，リスク低減術の選択ができたりする．しかしがんの早期発見は確実ではなく，また早期発見されたとしてもがんの治療は様々な苦痛を伴う．リスク低減手術に関しても身体的負担，心理的負担，経済的負担が伴うため選択は容易ではない．また「他の人よりもがんになりやすい体質」と共に生きていくことは，身体的にも心理的にも大きな負担になる．遺伝性腫瘍においても遺伝学的検査を検討する際の**遺伝カウンセリング**[8-3]の位置付けは重要である．

❶ 身近な家族のがん体験と保健行動への影響

遺伝性腫瘍と診断された人や遺伝性腫瘍の可能性がある人は，多くの場合，身近な家族のがんを体験している．親やきょうだいのがんを体験している人は，自分にその体験を投影したり，自分の体験と比較したりすることがある．そのことは，がんに対する恐

れや不安，保健行動に影響を与える．例えば，父親が大腸がんで自分も大腸がんに罹患したような場合に，父のがんと自分のがんの進行度や悪性度，治療の先行きまでを比べたり重ねたりする．「父は抗がん剤が効かなかったから自分も効くはずがない．医師は抗がん剤を勧めているけど自分は絶対にやりたくない．」と考えて治療に積極的になれないような場合もあれば，父のように大腸がんで命を落としたくない一心でがむしゃらに治療に取り組めるような場合もある．

たとえ同じ遺伝性腫瘍であっても進行には個人差があり，ときには発症しないこともある．また，親のがん治療体験は1世代(20～40年)前の話であることも多く，現在のがん治療とはまったくと言っていいほど異なることがある．身近な家族の病体験を自身に投影することが保健行動の妨げにならないよう支援する必要がある．

❷ 遺伝性腫瘍とライフサイクル上の課題

遺伝性腫瘍の場合，若年でがんに罹患する傾向にあるため，遺伝性と診断されているか否かによらず，がんの罹患は結婚や挙児，就労，進学といったライフイベントに影響を受けやすい．

家族性腺腫性ポリポーシスでは10代から年に数回の大腸鏡によるサーベイランスが必要になる．多数のポリープを摘除する場合は短期間ではあるが入院が必要になる場合がある．こうした医療を継続した受診は，受験や部活動といった就学期に重要なライフイベントに影響を及ぼす．HBOCでは20～40代で乳がんや卵巣がんに罹患すると，結婚や挙児に影響を及ぼす．

遺伝性腫瘍と診断された人では「一般の人よりもがんになりやすい体質である」という事実があるがゆえに，恋愛や結婚，挙児に悩みを抱えることがある．こうした心理社会的な悩みや影響は医療だけでは解決できない．行政や教育といった大きな枠組みでがん患者への支援体制整備がはじまっている．

14-4 当事者を取り巻く社会

これまで，「がんと遺伝」の当事者は遺伝性腫瘍を有する患者とその家族であった．しかし，がんゲノム医療の拡がりにより，すべてのがん患者とその家族が，「がんと遺伝」の当事者とみなすべき対象となってきている．

14-4-1 がんゲノム医療の拡がり

がんゲノム医療は国のがん対策の中核として臨床応用が推進されている．2023年4月1日現在，全国に13の**がんゲノム医療中核拠点病院**，32の拠点病院，203の連携病院が指定され，がんゲノム医療の臨床応用が始まっている．指定病院は定期的に更新される予定である．がん細胞の遺伝・ゲノム情報にもとづいた治療の実現化はがん患者にとって大きな希望である．

しかし現段階では，遺伝・ゲノム情報にもとづいた治療が適用されるがん患者は限られた数である．治療だけでなく，診断，予後予測，予防も含めた臨床応用までにはさらなる研究の蓄積が必要である．

14-4-2 遺伝・ゲノム医療に関する情報の氾濫

がんは2人に1人が罹患する国民病であるがゆえに，がん医療に対する社会的な関心はきわめて高い．そのがん医療と，ゲノム・遺伝子といった先進的に聞こえる言葉が組合わさった「がんゲノム医療」は特に注目度が高い．「がん」「ゲノム」あるいは「遺伝子検査」というキーワードをインターネット上で検索すると，様々な情報が得られる．これらの情報のなかには，がんゲノム医療の注目度の高さに乗じた根拠のない悪質な情報も存在する．しかし，がん患者やその家族がそのような情報を見分けることは必ずしも容易ではなく，情報に翻弄され適切な意思決定が阻害されることも少なくない．

14-4-3 高額な医療費による経済的負担

がんゲノム医療ではがん細胞の遺伝・ゲノム情報をもとに，薬物治療の選択をめざしているが，その際に適用される薬物の多くは分子標的薬である．分子標的薬はがん細胞だけを治療標的にできるため殺細胞薬に比べて副作用が少ない．一方，薬価が高額になる傾向にあることや，効果が期待できる薬剤が必ずしも保険適用ではないことが，医療費の増大や患者の経済的負担を招きうる．

遺伝性腫瘍と診断された場合，生涯にわたるサーベイランスが必要になる．また一部の遺伝性腫瘍ではリスク低減術の効果が認められている．しかし未発症者に対するサーベイランスやリスク低減術といった予防的介入は，現段階では健康保険が適用されない．遺伝性腫瘍では家系内に複数名の当事者がいるため，1家系の医療費負担が高額になる傾向にある．

14-5 遺伝看護の視点

14-5-1 がん発症における遺伝学的リスクアセスメント

すべてのがん患者において，**遺伝学的再発リスク**[5-3]アセスメント，遺伝要因の寄与の評価が重要となる．遺伝性腫瘍を識別するためには**家族歴**の聴取と**家系図**の作成が欠かせない[4-3]．家族性腺腫性ポリポーシスや甲状腺髄様がんは，患者個人の臨床像から遺伝性腫瘍の識別が可能になるが，ほとんどの遺伝性腫瘍は家族歴や病歴からアセスメントしなければならない．

遺伝性腫瘍には，遺伝要因の寄与の評価に用いられる**診断基準**があり，**表4**にリンチ症候群の具体例を示す．がん診療を専門とする部署では，そのような遺伝の専門部署に

つなげるべき対象のスクリーニングを第一の目的にして，遺伝性腫瘍の特徴となる①家系内集積性，②若年発症，③病理学的特徴（多重性，両側性・多発性）の3つの視点で遺伝要因の寄与の評価を実施できることが望まれる．限られた時間とマンパワーで適切な遺伝要因の寄与の評価をするためには，すべてのがん患者から家族歴をすばやく正確に聴取できることが必要である．

●50歳未満で診断された大腸がん
●大腸がんとリンチ症候群関連腫瘍*の同時性または異時性重複がん
●60歳未満で診断されたMSI-H組織所見**を示す大腸がん
●大腸がんに罹患しており，第一度近親者に50歳未満のリンチ症候群関連腫瘍がいる
●大腸がんに罹患しており，第二度近親者までに2人以上のリンチ症候群関連腫瘍がいる

＊　直腸結腸がん，子宮内膜がん，胃がん，卵巣がん，尿管・腎盂がん，胆道がん，脳腫瘍，ミュアトール症候群における皮脂腺腫や角化棘細胞腫，小腸がん
＊＊　腫瘍浸潤リンパ球の存在，クローン様リンパ球反応，粘液性/印環細胞がん，髄様がんの所見

表4 リンチ症候群において MSI 検査の適用を検討するための基準（ベセスダ基準）
　　　米国NCI (National Cance Institute) によって1998年に提唱され2004年の改定を経て現在の内容になった．

14-5-2 遺伝医療への橋渡しとフォローアップ

　遺伝性腫瘍の特徴である同一がんの家族集積性がある場合や，薬剤選択のための体細胞遺伝子検査の過程で病的変異が生殖細胞系列と推定される場合は，患者に遺伝性腫瘍の可能性を説明し，**遺伝医療**[8-1]の専門部署に相談を求めるよう案内する必要がある．遺伝医療の専門部署ではより詳細な遺伝学的リスクアセスメントを実施し，遺伝学的検査に関する情報提供や意思決定支援などが受けられる．がん細胞を対象とした体細胞遺伝子検査であっても，得られた病的変異が生殖細胞系列となる遺伝性腫瘍を疑う遺伝情報を得ることもある．さらに，がんゲノム医療の拡大に伴って，患者の薬剤選択目的にがん細胞のがん関連遺伝子を網羅的に探索する**がん遺伝子パネル検査**[8-4-2]が実施されるようになってきた．がん遺伝子パネル検査に使用される検体は検査によって異なるが，いずれの場合も遺伝性腫瘍の**二次的所見**[8-4-2]を得ることがある（図2）．

　患者の治療のためにした検査が，突然「遺伝」という形で血縁者にも影響を及ぼしはじめるという状況は，

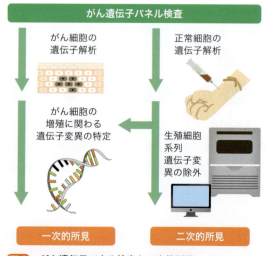

図2 がん遺伝子パネル検査と二次的所見

患者や家族には理解しがたい．がん遺伝子パネル検査を受検する前に，二次的所見が得られる可能性とそれがもたらす血縁者への影響について患者の理解を促し，必要時に遺伝カウンセリングにスムーズにつなぎ，また遺伝カウンセリングを終えた後の患者や家族へのフォローアップを備える必要がある．

看護職は患者が遺伝医療や遺伝カウンセリングについて理解を促すために，それがどういった部署か，そこではどのような説明を話されるのか，またそこで得た情報が患者の医療にどう影響するのか，といった内容を説明できなければならない．がんと診断されたばかりの患者や，家族にもがん患者がいるような患者は遺伝という言葉に恐れや不安を抱いている．そのような場合は無理に遺伝カウンセリングを勧めることはせず，患者の気持ちに寄り添い，患者が遺伝に向き合える時期まで見守る姿勢も重要である．

14-5-3 がんゲノム医療に関する適切な情報提供と意思決定支援

患者が，がんの遺伝を理解するうえで必要な情報は，疾患に関する情報，体細胞遺伝子検査および生殖細胞系列の遺伝学的検査に関する情報，そして遺伝性腫瘍と診断された場合の血縁者を含めた健康管理方法に関する情報である．こうした情報はがんの専門部署と，遺伝の専門部署や遺伝カウンセリングのなかで提供される．

遺伝性腫瘍や遺伝に関する内容は患者にとってわかりづらい傾向がある．説明の過程ではできるだけ平易な言葉を用いたり，医学的な表現をわかりやすく言い換えたりする工夫が必要である．また遺伝カウンセリングの途中や終了後に，患者が説明された内容を正しく理解できているか，聞きたい内容をすべて聞けているかなどを確認のステップが肝要である．

がん遺伝子パネル検査を受けた患者においては二次的所見の結果を血縁者に伝えるか否か，遺伝性腫瘍患者においては遺伝学的検査の受検やリスク低減術の選択の場面等で，それぞれ意思決定が求められる．患者はがんと診断されたばかりの場合もあれば，抗がん剤治療中の場合もあり，身体的，精神的に不安定な状況で意思決定が求められる．患者の葛藤が長引き，がん治療や身体症状に影響を及ぼさないよう，速やかで適切な意思決定支援を講じなければならない．また，患者が意思決定に注力できるよう心身をできるだけ安寧に導くことも重要である．がんと診断されたことによる不安が大きい場合は，傾聴に努めたり専門職への橋渡しを講じたりすることが求められる．抗がん剤の副作用が負担になっているような場合は，まずそれを軽減するようなセルフケア支援や対症療法の強化なども必要である．

14-5-4 遺伝性腫瘍と診断された人への継続した援助

遺伝性腫瘍と診断された人は，診断された時から生涯にわたるサーベイランスが計画される．長期にわたって遺伝性腫瘍と共に生きて行くうえでは，様々な課題が生じる（図3）．

遺伝性腫瘍による健康上の課題は，その人ががんと診断されたことがあるかないか，がんの治療中か，治療後かによって異なる．遺伝性腫瘍と診断されているが，がんに罹患していない人(未発症者)では継続してサーベイランスを受けられるような援助が必要である．サーベイランスは身体的にも時間的にも経済的に負担が生じるため，こうした負担を軽減するような看護が求められる．

　がんの治療中である場合は，標準治療を完遂できるような看護が必要になる．がん患者の多くは無事に治療を終えられた後でも，またいつがんになるかわからないと戦々恐々としている．遺伝性腫瘍の患者の場合，特にその恐怖は大きい．看護職はいつまでもがんの恐怖から逃れられない辛さに共感を示し，必要なサーベイランスを継続できるよう支え続けていく必要がある．

　遺伝性腫瘍の場合はがんの罹患経験の有無によらず，心理社会的な課題を生じている．前述の通り心理社会的課題は進学，結婚，挙児といったライフサイクルとも密接に関わっている．患者を全人的に捉え，包括的にアセスメントする看護の力を活かして，多職種との連携による充実したサポートや継続した関わりを提供することが求められる．

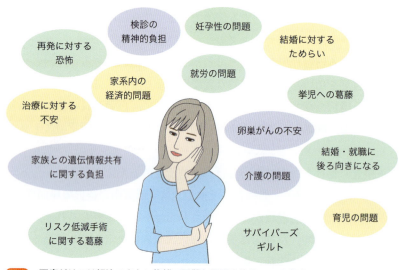

図3 医療だけでは解決できない複雑で困難な課題を抱えている患者

重要語

□体細胞遺伝病　□多段階発がん　□サーベイランス　□リスク低減術
□遺伝学的検査　□体細胞遺伝子検査　□がんゲノム医療　□分子標的薬
□コンパニオン診断　□発がんリスク　□先制医療
□プレシジョンメディスン（精密医療）　□がんゲノム医療中核拠点病院
□遺伝学的再発リスク　□がん遺伝子パネル検査　□二次的所見

章末問題

問1 Aさん(42歳，女性)は，夫と10歳の長女と8歳の長男の4人暮らしである．1カ月前に，がん検診で右乳房に異常を指摘され，右乳房の浸潤性乳管がんと診断された．
Aさんは主治医から遺伝性乳がん卵巣がんの可能性を指摘され，妹のBさんと一緒に遺伝カウンセリングを受診し，*BRCA1*および*BRCA2*遺伝子の遺伝学的検査を受けた．妹のBさんと共に結果を聞きに行ったところ，*BRCA1*に病的変異があることを伝えられた．Aさん，Bさんの両親は健康でがんは発症しておらず，祖父母や叔父や叔母ががんかどうかは知らないと話した．
Aさんと家族の遺伝性乳がん卵巣がんに関する説明で正しいのはどれか．2つ選べ．

① Aさんは左乳房の検査は不要である．
② Aさんは卵巣がんのフォローが必要である．
③ 長男とその次世代には遺伝の問題はない．
④ BさんがAさんと同じ病的変異を有している可能性はない．
⑤ 遺伝学的検査により，治療方針を再検討する．

問2 Aさん(30歳，男性)は父親が28歳で大腸がんの手術を受け，リンチ症候群と診断されたと聞いた．Aさんは結婚が決まった機会に父親の病気を調べたところ，遺伝病であること，遺伝子診断ができるという情報を得た．Aさんは病院の遺伝カウンセリング室に行き，自分がリンチ症候群について調べた内容を看護師に話した．
Aさんのリンチ症候群に関する理解で適切なのはどれか．

①「私がリンチ症候群である確率は1/4です」
②「父に内緒で遺伝子診断をしようと思います」
③「父が発症した年より年がうえになったのでもう安心です」
④「遺伝子検査を受け，陽性なら健康管理法を相談したい」

正解はwebで➡

Unit 2 遺伝看護の展開

Chapter 15

遺伝看護とELSI

学習目標

1. 遺伝情報（不変性，共有性，予見性，あいまい性）の特性を理解し，その取り扱いについて配慮すべき事項を説明できる．
2. 遺伝情報に関連して生じうる倫理的・法的・社会的課題（ELSI）を説明できる．
2. ELSIを考慮した遺伝看護の視点を説明できる．

15-1 人の遺伝情報とELSI

遺伝情報[2-1]は，人間の多様性や継承性の根幹となる情報である．遺伝情報には，①生涯変化しないこと(**不変性**)，②血縁者間で一部共有されること(**共有性**)，③将来に起こりうる健康上の問題を予見しうること(**予見性**)，④病的意義や臨床的有用性が変わりうることや個人差があること(**あいまい性**)，といった，これまでに得られていた一般的な医療情報(例えば，赤血球数，血糖値のような一般検査情報)とは異なる特徴をもつ(Chapter3 表5)．

基本的には，一度明らかにされた遺伝情報は，生涯変えることができず，遺伝情報を明らかにされた本人だけでなく血縁者の情報をも同時に明らかにされる可能性があり，そしてその情報は現在でなく未来の情報でもある．遺伝情報は，これら3つの特徴から，「究極の個人情報」とよばれ，その取り扱いには様々な**倫理的・法的・社会的課題(ELSI)**がある．

ELSI(エルシー)とは，「Ethical, Legal and Social Implications (Issues)」の略称で，日本語では「倫理的・法的・社会的課題」と訳される．ELSIという用語は，1990年にはじまった「ヒトゲノム計画」のなかで登場した．ヒトゲノム計画とは，人間の遺伝情報すべて(ヒトゲノム)を解読しようとする研究計画であり，ヒトゲノム研究がもたらす影響は，医師や患者に留まらず，すべての人に関わるものであり，社会全体にまで及んでいる．したがってELSIの対象はヒトゲノム研究だけではなく，今日の様々な最先端の研究・技術に当てはまるものである．ゲノム医療を考えるにあたり，医療者のみならず一般市民と共にELSIの視点から考える姿勢が求められている．

15-2 遺伝・ゲノム医療とELSI

発症前診断[3-4]，**保因者診断**[3-4]，**出生前診断**[3-4]，**易罹患性診断**[6-2]等の検査は，遺伝情報の特徴を利用した検査である．遺伝医療[8-1]におけるELSIは，これらの遺伝情報を利用した検査が可能になったことにより生じている．

15-2-1 ＜Ethical＞倫理的課題

遺伝・ゲノム医療に限らず，医療における倫理を考える際には，まず**医療倫理の4原則**を基本として考える必要がある．

❶医療倫理の4原則

医療倫理の4原則とは，**自律尊重**原則，**無危害**原則，**善行**原則，**正義**(公正)原則からなり，1978年にBeauchampとChildressにより提示された(**表1**)．4原則は，医学や医療の倫理問題を理論的に考える基礎となる．一方，異なった原則が対立する事例に出会うこともある．このような時に，自律尊重原則を他の原則より優先順位が高いと考え

たり，各原則を比較考量したりすることにより，事例の倫理問題を整理し考察する手掛かりになる．特に，遺伝医療においては「正しい答え」が存在しない場合もある．例えば「発症前診断を受けた方がいいのか，受けない方がいいのか？」という問いには，正しい選択はなく，クライエント[8-3]の自己決定が重要となり，4原則における自立尊重原則の優先順位が高い．また，遺伝医療においては4原則における「患者」だけでなく，その**血縁者**[4-1]も主な対象となる．

①自律尊重原則 （respect for autonomy）	患者の自律的な意思決定を尊重する 例）プライバシーや個人情報の保護，インフォームド・コンセント （②③にも該当）
②無危害原則 （beneficence）	患者に危害が及ぶのを避ける 例）身体・心理社会的な苦痛の回避
③善行原則 （non-maleficence）	患者の利益のために行動する 例）QOL（quality of life）の考慮
④正義（公正）原則 （justice）	社会的な利益と負担を公平に配分する 例）人的・物的な医療資源の配分

表1 医療倫理の4つの原則

❷ 遺伝医療における倫理的課題に関する事例

> **事例検討1** クライエントと血縁者の両者の立場で倫理原則を考える
>
> 　分子標的薬[8-4]Aは，遺伝性腫瘍[3-3]を引き起こすとされる遺伝子Xに，生殖細胞系列において病的変異が認められた場合にのみ使用できる薬剤である．クライエント（患者）は，A薬の適応の有無を判断する目的で，生殖細胞系列の遺伝子Xを調べる検査を受け，その結果病的変異が検出された．クライエントはA薬の適応であることが明らかになり，治療の選択肢が得られると同時に，クライエントのがんは遺伝性腫瘍だと明らかになったことになる．つまり，クライエントの血縁者は，遺伝性腫瘍のat risk者であることが明らかになり発症前診断の選択もできる．クライエントには結婚を控えた妹がおり，遺伝性腫瘍のリスクがあることについて，妹にいつ伝えるべきか，どのように伝えるかを悩んでいる．

このような場合，自律尊重原則から，血縁者への遺伝性疾患に関する情報伝達の意思決定はクライエントの意思が尊重されるべきである．血縁者の状況はその人の個性やライフステージ等の背景によっても異なることから対応は一律にできない．一方で，発症していない妹の心理社会的背景（結婚を控えていること，遺伝性腫瘍のリスクについて知ることの心理的負担）から，妹にとっての無危害原則を考慮しなければならない．一方で，遺伝学的リスクを知らせることによって妹に予防的介入の選択肢を提示することが可能となるため，善行原則についても考慮する必要がある．

もしこの事例における疾患が，現時点で予防的介入のできない遺伝性神経変性疾患であった場合，血縁者に at risk であることを知らせることが，無危害原則，善行原則を侵さないかを考慮する必要がある．

　また，この事例において着目すべき倫理的課題として「**知る権利**」と「**知らないでいる権利**」がある．「知る権利」は重要な自己決定権の1つとして認知されているが，遺伝医療においては「知らないでいる権利」の重要性も論じられている．遺伝医療における「知らないでいる権利」では，遺伝学的検査の結果やそれに関連して明らかになった遺伝的リスクの開示について，被検者やその血縁者の意思が尊重される権利である．自身の遺伝情報について知りたいかどうかは，個人によって異なる．この事例においては，患者で明らかになった遺伝性腫瘍について，妹に伝えることは，妹の「知らないでいる権利」を阻害することにつながる．

> **事例検討2** 両立しない倫理原則を考える
>
> 　クライエントは，高齢妊娠であるため染色体異常[7-1]を心配し夫婦で話し合い羊水検査[11-2-2]を受検した．その結果，胎児が染色体異常を有することが判明した．夫婦は妊娠の継続をしないことを希望している．

　この場合，胎児への無危害原則と，夫婦の自律尊重原則は，両立しない．このような場合は，夫婦に児の予測しうる症状や社会的支援等について多角的な視点で説明をしたうえで，夫婦が自立尊重原則に則って行動することを援助することが医療者として求められる．

　前述の場面に看護師が遭遇した場合，クライエントの立場や家族との関係性を考慮し，おのおのにとっての課題を整理してクライエントと共に考えることが重要となる．限られた時間のなかでの意思決定が必要となる場合もあれば，クライエントと家族にとって決断するのに適したタイミングを見計らう方が望ましい場合や，継続的な支援が必要となる場合もある．クライエントの悩みに寄り添い，その思いを医療チームと共有し，生命倫理にもとづいた医療を提供できるように努めることが必要である．

❸ インフォームド・コンセント（アセント）

　倫理的に複雑な課題を有するクライエントと共に遺伝・ゲノム医療を展開していくために，「**インフォームド・コンセント**」はきわめて重要である．インフォームド・コンセントとは，医療やヒトを対象とした医学研究や医療行為を実施する際，医学研究者や医療従事者が，患者や被検者に対して，あらかじめ，それらの目的や内容，危険性等の説明を行い，患者や被検者からその実施に対して同意を得ることを意味する（**表2**）．遺伝・ゲノム医療においては，小児・未成年といった，

①患者に同意能力があること
②患者へ十分な説明がなされること
③患者が説明を理解すること
④患者が同意すること

表2 インフォームド・コンセントの要素

同意能力が必ずしも保証されない人が対象となることも少なくない．そのような場合であっても，クライエントの発達や理解度に応じたわかりやすい言葉で説明を行い，本人の了解（**インフォームド・アセント**）を受けることが望ましい．

今日の急速なゲノム医療の進歩によって，新しい言葉や，これまでの医療の枠組みでは理解が難しい事柄が次々と生まれている．それらのクライエントにとって難解な事柄を伴う医療について，クライエントの適切なインフォームド・コンセントの権利を保障することは，重要な倫理的課題である．

15-2-2 ＜Legal＞法的課題

遺伝・ゲノム医療は目を見張る速さで進歩している．その結果，これまでの法体系ではカバーしきれない問題が生じており，遺伝情報に関する法整備が重要な課題となっている．その例として，米国における**遺伝情報差別禁止法**，および日本における**母体保護法**や**個人情報保護法**を示す．

差別については，国内外問わず様々な法律が存在する．それらは，性別，年齢，出生地，人種など，その人の属性によって差別されることから人々を守るために定められている．遺伝情報による差別に関する法律は，2008年にGINA（Genetic Information Nondiscrimination Act：遺伝情報差別禁止法）が米国においてはじめて成立し，遺伝情報が健康保険や雇用において個人の不利益にならないように法整備がなされた．GINAにおいては，遺伝学的検査の受検，遺伝医療・サービスの利用・依頼，遺伝情報を調べる医学研究への参加によって健康保険や雇用において不利益を受けることがないよう，遺伝情報による差別や第三者からの遺伝学的検査受検の要請，遺伝情報の取得・開示を原則禁止している（表3）．

対象とする遺伝情報	●本人・家族の遺伝学的検査の結果 ●家族の病歴 ●本人・家族の遺伝サービスの要望・利用 ●本人・家族の遺伝サービスを含む臨床研究への参加に関する情報 注）家族には，本人の被扶養者，本人・被扶養者の第一〜四度近親が含まれる
医療保険における 遺伝差別の禁止	●遺伝情報に基づく加入制限・保険料等の調整：原則禁止 ●加入者（家族を含む）に対する遺伝学的検査の受検要請：原則禁止 ●保険加入に関する遺伝情報の要請・取得：原則禁止
雇用における 遺伝差別の禁止	●事業者による遺伝情報取得の規制：原則禁止 ●採用・雇用・給与等に関する遺伝情報に基づく不利な取り扱いの禁止

表3 GINA法の概要

2023年6月16日に，日本ではゲノム医療推進のための理念法である「**良質かつ適切なゲノム医療を国民が安心して受けられるようにするための施策の総合的かつ計画的な推進に関する法律**」が公布され，ゲノム情報による不当な差別その他ゲノム情報の利用が拡大されることにより生じうる課題への適切な対応を確保するための施策が講じられる

ことが期待される．その他，**個人情報保護法**では，2017年の改正において，機微情報(センシティブ情報)として「**要配慮個人情報**」が定められ，本人の人種，信条，社会的身分，病歴，犯罪の経歴，犯罪により害を被った事実とともに，遺伝情報やゲノム情報が該当し，あらかじめ本人の同意を得ないで取得することが禁止された．なお，一定以上の情報量をもつDNA配列は，「**個人識別符号**」として，個人情報として取り扱うことも定められている．

　法的な拘束力をもたないガイドラインとしては，医療の場で個人の遺伝情報の適切かつ有効な活用を目的として日本医学会によって策定された「**医療における遺伝学的検査・診断に関するガイドライン**」(2011年策定，2022年改正)，医学研究でゲノムDNAや遺伝情報を扱うガイドラインとして，「**人を対象とした生命科学・医学系研究に関する倫理指針**」がある．いずれのガイドラインにおいても，遺伝情報を取り扱ううえでは，遺伝カウンセリング体制や，遺伝医療の専門家との連携体制の整備を求めている．

15-2-3　＜Social＞社会的課題

　社会的課題として，遺伝情報による差別(**遺伝差別**)が挙げられる．遺伝情報による差別とは，労務(就職や昇進の拒否，望まない配置転換など)，保険(加入や保険金支払いの拒否，保険料の引き上げなど)における差別だけでなく，遺伝性疾患，もしくはそのリスクを有していることによって，結婚や出産，就学やその他の社会活動を送るうえで受検者が不利益な扱いを被ることすべてである．

　歴史的に重要な遺伝差別の例として，遺伝性疾患やそのリスクを有することによって妊娠，出産についての権利を侵害された「**優生思想**」がある．1883年にDarwinのいとこであるFrancis Galtonによって提唱された優生学にもとづき，その集団内で「最もよい」者を選択的に保護し，集団全体の改善をはかるという思想を優生思想という．優生思想は，遺伝子至上主義にも結び付けられ，20世紀初頭には多くの国で様々な優生政策が行われていた．日本でも「優生保護法」として施行された．その後，優生思想にもとづく部分を削除する改正が行われ，1996年に母体保護法に改められている．母体保護法には，胎児情報にもとづく人工妊娠中絶に関する法規定(胎児条項)はなされていないのが現状である．

15-2-4　遺伝カウンセリングにおけるELSI

　遺伝カウンセリング[8-3]においても，遺伝情報の特性からときにELSIに直面することがある．同じ遺伝性疾患でも，個人やその人のライフステージによって生じる課題は異なる．そのため，その時の状況に合わせた自己決定を支援する体制が必要となる．遺伝医療におけるELSIに対応するには，専門領域を横断した多職種からなるチームとして対応する**総合的な臨床遺伝医療**が求められている．

15-3 遺伝・ゲノム医療と社会

ゲノム配列情報を医療や健康管理に役立てようという「ゲノム医療」[8-4]が国の施策として推進されている．次世代シークエンサー（next generation sequencer：NGS）[3-5]の開発に伴って，大量の遺伝子配列情報を短期間にかつ安価に得ることができるようになり，遺伝学的検査は，1遺伝子の解析から複数の遺伝子を網羅的に解析するクリニカルシークエンス[8-4-2]へと急速に移行しつつある．

15-3-1 偶発的所見・二次的所見

次世代シークエンサー（NGS）をはじめとする技術革新により，複数の遺伝子を同時に解析するパネル検査，全エクソーム解析（WES），全ゲノム解析（WGS）が医療に用いられ，遺伝医学に革命的な進歩がみられている．NGSによるヒトゲノム・遺伝子解析では従来に比べ飛躍的に多数の遺伝子の網羅的解析が可能となり，がん，難病，希少疾患等の診断や治療などへの応用が進められ，ゲノム情報を利用した医療の発展が期待されている．一方，NGSを用いた網羅的遺伝学的検査を行うと，標準ゲノム配列とは異なる遺伝子の配列（**バリアント**）[2-1]が多数検出される．検査で発見されるバリアントには，目的とする疾患の病的変異以外に，意義不明のバリアント（**VUS**）や，本人のみならずその家族の将来にも影響を与える可能性のあるバリアント（**偶発的所見・二次的所見**）（表4）が見つかる可能性があり，新たな課題への対応が必要とされている．

本来的所見 （primary findings）	本来の目的とした所見 （Aを発見することを目的として得たAに関連する所見）	例）*BRCA1/2*遺伝子の解析により同定された*BRCA1*の病的変異
偶発的所見 （incidental findings：IF）※	本来の目的とした所見（primary findings）以外の所見 （Aを発見することを目的として見出したB）	例）MRIを用いた脳画像研究で偶然発見された脳腫瘍
二次的所見 （secondary findings：SF）	本来の目的とした所見ではないが，積極的に見出される所見 （Aを発見することを目的として積極的に見出されたC）	例）腫瘍組織の塩基配列解析がきっかけで同定された生殖細胞系列の病的変異

表4 偶発的所見と二次的所見

※ 2016年の米国臨床遺伝・ゲノム学会（American College of Medical Genetics and Genomics：ACMG）は「偶発的所見」の言葉の使用をやめ，「二次的所見」を使用することとしている．

2023年6月に米国臨床遺伝・ゲノム学会（ACMG）は，臨床で実施されるWES/WGSなどで二次的所見が得られた場合について，早期発見によって受検者の利益が期待できる，主に遺伝性腫瘍や循環器疾患に関する81遺伝子を挙げている．また，これらの二次的所見が本人や家族の健康上有用な情報であることを言及する一方で，受検者は遺伝子解析に対して拒否の機会（オプトアウト）を与えられるべきであるとされている．

偶発的・二次的所見が認められた場合，患者および家族は，想定していなかった課題と向き合うことになる場合がある．このような所見を知りたい者もいれば，知りたくないと考える者もいる．その考え方や態度には個人差があり，個別的な対応が求められる．看護師は，患者が自身の治療に加えて，遺伝性疾患である事実と向き合わなければならない状況を理解し，必要に応じて多職種を交えて患者と家族への支援の在り方を検討する必要性が生じてくる．わが国では，日本医療研究開発機構（AMED）および厚生労働省の研究班によって，「ゲノム医療におけるコミュニケーションプロセスに関するガイドライン」として，がんゲノム医療と生殖細胞系列網羅的遺伝学的検査のそれぞれにおける二次的所見の取り扱いの指針が定められている．また，研究についても「人を対象とした生命科学・医学系研究に関する倫理指針」において二次的所見は「研究により得られた結果等」と位置付けられ，その開示に関する方針や体制をあらかじめ定めたうえで研究を実施することが求められている．

15-3-2 遺伝子検査ビジネス，消費者直結型（DTC：Direct To Consumer）遺伝子検査

　遺伝子検査ビジネスの多くは，がんや生活習慣病など，遺伝因子に加えて環境因子が関与する**多因子遺伝疾患**[6-2]の発症リスクや体質傾向の検査を販売している．多因子遺伝疾患の発症予測には課題が多く不確実であり，現在は研究段階にある．遺伝学的検査を評価する際には，「分析的妥当性」「臨床的妥当性」「臨床的有用性」とELSIを検討することが提唱されている．

　消費者直結型（DTC：Direct To Consumer）遺伝子検査は，消費者から採取された検体で得られた情報を医療機関を介さず直接消費者に提供する遺伝子検査のことである（表5）．この遺伝子検査は，情報の科学的根拠や，結果の解釈がわかりやすく消費者に伝えられ不安等に対応できるのかという点で問題がある．検査の提供体制における個人情報の保護等や，未成年の子どもを対象にした遺伝子検査における子どもの人権保護や差別防止などの課題が挙げられている．

医療の場で行われる遺伝学的検査	一般市民を対象としたDTC検査
●医療の場で，病気の確定診断・鑑別診断として実施される遺伝学的検査 　例）既発症者を対象とした，臨床的に可能性が高いと考えられる疾患の確定診断 　※主として主治医が担当し，必要に応じて専門家による遺伝カウンセリングや意思決定のための支援を受けられるように配慮 ●総合的な臨床遺伝医療の場で実施される遺伝学的検査 　例）非発症保因者診断，発症前診断，出生前診断を目的に行われる遺伝学的検査 　※事前から適切な遺伝カウンセリングを行った後に実施 ●薬理遺伝学的検査 　例）薬剤の副作用の可能性を調べる遺伝学的検査 　※主として主治医が担当し，遺伝性疾患が関与する際には必要に応じて遺伝カウンセリングを受けられるように配慮	●個人の能力や性格等に関わる遺伝子を調べると称される遺伝子検査 ●遺伝医学の専門家ではない医師・医療関係者から人間ドックにおける健診や予防診療・予防医学の名目等で提供される遺伝子検査
●易罹患性検査など，健康管理や医療上の意思決定に直接関係する可能性のある遺伝子の変化を調べる遺伝子検査	

表5 医療における遺伝学的検査とDTC検査

遺伝子検査ビジネスは，医療の場で行われる遺伝学的検査とは異なる検査における質の確保や，社会環境整備面での課題があり，対象者への提言も示されている（表6）．

① 診断ではありません
② 会社によって答えはバラバラです
③ 研究が進めば，確率は変わります
④ 予想外の気持ちになるかもしれません
⑤ 知らないでいる権利の存在を知りましょう
⑥ 自分で知ろうと決めたなら，医師に頼るのはやめましょう
⑦ 血縁者と共有している情報を大切に扱いましょう
⑧ 強制検査・無断検査はダメ，プレゼントにも不向きです
⑨ あなたのDNAやゲノムのデータの行方に関心をもちましょう
⑩ 子どもには，大人になって自分で選べる権利を残しましょう

表6 遺伝子検査サービスを購入しようか迷っている人のためのチェックリスト10カ条（武藤）
東京大学医科学研究所公共政策研究分野ウェブサイト
(http://www.pubpoli-imsut.jp/) より引用．

15-4 遺伝看護の視点

ケアの倫理学で優先されるのは，関わりのない第三者の見解ではなく，当事者たちの見解である．また，重視されるのは，直面する課題に対して当事者が客観的に考えることのできる知的能力ではなく，倫理的価値観を形成する家系員相互の人間関係である．

15-4-1 患者・家族の自律性の尊重：ナラティブアプローチ

意思決定するクライエントが置かれた状況の複雑さと，それに対するクライエントの弱さに共感を示すことが重要な姿勢である．そのうえで，クライエントおよび医療者が相互に関わり合い，倫理的価値観を形成していく．当事者と医療者との対話のなかで，遺伝に関わる情報を共有し，それにもとづいてクライエント自身の価値観で意思決定することを尊重する．

15-4-2 真実の告知

クライエントに一時的ショック以上の深刻な危害を与える可能性がない限り，真実をクライエントにわかる言葉で，適切な方法を用いて，クライエントに告げなければならない．特に，遺伝情報は，患者と家系員といった複数の人々が，当事者としてその真実を受け止める．当事者それぞれの価値観を尊重しつつ，クライエント間に生じうる価値観の相違を調整しながら，診断を受容する過程にあるクライエントを支え，ケアを行う．

15-4-3 患者・家族の秘密（プライバシー）の保持

患者・家族のプライバシーを尊重することは，それぞれの自律性を尊重することにつながる．プライバシーが守られるなかであれば，クライエントは自身の遺伝に関する悩

み，恐れ，そして価値観を躊躇なく話すことができる．遺伝情報は家系内で共有されるが，それに対する価値観は家系内の構成員それぞれで異なりうる．それぞれのクライエントの素直な価値観を知るためには，他者の影響がない状況で対話することが重要である．これによって，クライエントそれぞれの価値観をより正確に把握でき，質の高いケアが提供されることになる．

15-4-4 患者の権利擁護（アドボカシー）と看護師の一貫性（インテグリティ）

看護師は，自分の倫理観を絶対視せず，クライエントの価値観をまず尊重することが求められる．そのためには，クライエントの多様性を尊重し，それぞれのクライエントが幸福と利益を求める権利を擁護する姿勢が必要である．一方で，対話の過程で看護師が一貫した倫理観をもつことも，クライエントの価値観を形成するうえで重要である．看護師の倫理観をクライエントに押し付けることは論外であるが，看護師とクライエントがそれぞれの倫理観を共有することは，対話を深めることにつながる．ただし，クライエントが明らかな反社会的，反倫理的な選択をとろうとする場合には，それを諫めることも専門職としての重要な役割である．

重要語

□遺伝情報の特性（□不変性　□共有性　□予見性　□あいまい性）　□インフォームド・コンセント（アセント）　□遺伝カウンセリング　□遺伝子検査ビジネス　□GINA　□二次的所見　□優生思想　□ELSI　□知る権利/知らないでいる権利

章末問題

問1 空欄に入る言葉を埋めよ．

① ELSI（エルシー）とは，「倫理的・法的・（　　）な課題」のことである．

② 医療倫理の四原則として，無危害原則，（　　）原則，善行原則，正義原則がある．

③ 未成年者など同意能力がない者を対象とする遺伝学的検査の場合であっても，被検者の理解度に応じた説明を行い，インフォームド・（　　　）を得ることが望ましい．

④ 米国では2008年に（　　　　　　　　　）が成立し，遺伝情報が健康保険や雇用において個人の不利益にならないように法整備されている．

⑤ 本来の目的とした所見ではないが積極的に見出される所見を（　　）所見という．

⑥ 遺伝医療における「知らないでいる権利/知らされない権利」は，遺伝学的検査の結果の開示を希望するか否かについての（　　）の意思が尊重される権利である．

問2 Aさん（65歳，男性）は，健康のまま定年退職した．Aさんの父は高血圧からくる脳卒中のため75歳で死亡，また母は大腸がんのため59歳で死亡しており，減塩食や運動を心掛けていた．
Aさんは友人らから退職祝いとしてDTC（消費者直結型，Direct to Consumer）遺伝子検査キットをもらった．キットにはがんや高血圧のかかりやすさがわかると書かれていた．
Aさんが事前に知っておくべき事柄はどれか．

① 家族には影響しない．

② 診断法の1つである．

③ 予防医学の手法として確立されている．

④ 二次的所見が検出される可能性がある．

⑤ 検査キットの郵送は，インフォームドコンセントの証拠になる．

正解はwebで→

付録──遺伝看護に役立つ情報ソース

遺伝医療に関する情報

GENEReviews® 日本語版
🌐 http://grj.umin.jp/

遺伝性疾患の病態，治療，管理，遺伝カウンセリングについてまとめられたGENEReview® の日本語版サイト．

難病情報センター
🌐 https://www.nanbyou.or.jp/

難病に関する情報サイト．対象疾患に関する情報，診断基準が掲載されている．

小児慢性特定疾病情報センター
🌐 https://www.shouman.jp/

小児慢性特定疾病に関する情報サイト．対象疾患に関する情報，診断基準が掲載されている．

国立がん研究センター がん情報サイト（一般の方向けサイト）
🌐 https://ganjoho.jp/public/index.html

一般の方向けがん情報サイト．遺伝性腫瘍・家族性腫瘍のページもある．

遺伝子医療実施施設検索システム（全国遺伝子診療部門連絡会議）
🌐 http://www.idenshiiryoubumon.org/search/

大学病院をはじめとした高度医療機関の遺伝子医療実施の情報を得ることができる．

遺伝医療に関する指針等

医療における遺伝学的検査・診断に関するガイドライン
🌐 http://jams.med.or.jp/guideline/genetics-diagnosis.html

日本医学会が2011年2月に公表・2022年3月に改定した臨床における遺伝学的検査のガイドライン．

かかりつけ医として知っておきたい遺伝子検査、遺伝学的検査Q&A 2016
🌐 http://dl.med.or.jp/dl-med/teireikaiken/20160323_6.pdf

遺伝子に関する分野の技術の進歩は著しく，かかりつけ医においても「遺伝子検査を受けたいのですが」という患者，あるいは患者家族からの依頼・質問に応じる機会が今後増えてくると予想され，日本医師会が2016年にフローチャートと共にQ&A形式にまとめている．

医療・介護関係事業者における個人情報の適切な取扱いのためのガイダンス

🌐 https://www.mhlw.go.jp/content/001120905.pdf

2004 年に厚生労働省が制定した「医療・介護関係事業者における個人情報の適切な取扱いのためのガイドライン」が，2017 年 5 月改正個人情報保護法等の施行に伴い改められ，2023 年 5 月に一部改正されている．10 として「遺伝情報を診療に活用する場合の取扱い」が取り上げられている．

出生前検査認証制度等運営委員会

🌐 https://jams-prenatal.jp

厚生労働省の「NIPT 等の出生前検査に関する専門委員会」の報告書にもとづいて日本医学会の中に作られた，NIPT を実施する医療機関および検査分析機関の認証を行う委員会．一般の方向けの情報も発信している．

出生前遺伝カウンセリングに関する提言および解説

🌐 http://www.jsgc.jp/teigen_20160404.pdf

🌐 http://www.jsgc.jp/kaisetsu_20160404.pdf

日本遺伝カウンセリング学会が 2016 年 4 月に公表した出生前診断(Chapter 11 参照)に関する提言．

Minds ガイドラインライブラリ

🌐 https://minds.jcqhc.or.jp/

日本医療機能評価機構による，診療ガイドラインが集められたサイト．遺伝性疾患(遺伝性大腸癌，遺伝性乳癌卵巣癌症候群，多発性嚢胞腎等)のガイドラインも収載されている．

関連団体

日本遺伝看護学会

🌐 https://idenkango.com/

2005 年に設立された，遺伝を専門にする看護師からなる学会．年に 1 回の学術集会・セミナーを通して，遺伝看護について学ぶ機会を提供している．

国際遺伝看護学会(International Society of Nurses in Genetics：ISONG)

🌐 https://www.isong.org/

1988 年に設立された，遺伝看護の国際学会．遺伝看護の最新トピックを年にウェブサイト，SNS で発信している．ウェブセミナーも開催している．

日本人類遺伝学会

🌐 https://jshg.jp/

遺伝学に関連する様々な職種が集まる学会．臨床，研究それぞれの最新の話題があつまる．

日本遺伝カウンセリング学会

🌐 http://www.jsgc.jp/

臨床遺伝専門医，認定遺伝カウンセラーといった遺伝医療専門職を中心とした多職種が集まる臨床学会．遺伝医療に関連する様々なセミナーを開催している．

索引

- 疾患名など一部の用語には本文中に記載のない欧文を併記しております．
- **太字**は本書見返しの用語集に解説がある用語です．あわせてご活用ください．

数

13 トリソミー（trisomy 13） 65, 115, 118
18 トリソミー（trisomy 18） 65, 115, 118
1 倍体(n) 3
21 トリソミー（trisomy 21） 65, 99, 102, 115, 118
2 型糖尿病 139
2 倍体(2n) 16
5p- 症候群(5p- syndrome) 65

あ

あいまい性 29, 90, 161
アドヒアランス 131
アミノ酸 2, 10
ありふれた病気(common disease) 139
アレル 15
アンドロゲン不応症(androgen insensitivity syndrome) 45
意義不明バリアント → VUS 80
移行 102, 107
異数性 63, 65
遺伝医療 74, 85, 95, 156
遺伝医療部門 77, 92, 130
遺伝カウンセリング
 ...... 76, 95, 104, 117, 130, 153, 157, 165
遺伝学的検査 29, 79, 89, 129, 130, 152
遺伝学的再発リスク 155
遺伝型（遺伝子型） 16, 23, 46, 87
遺伝看護専門看護師 77
遺伝形式 27, 46, 126
遺伝差別 165
遺伝子 2
遺伝子関連検査 30, 151
遺伝子研究 78
遺伝子座 15
遺伝子多型 138
遺伝子発現 6

遺伝情報 15, 40, 89, 92, 95, 113, 129, 152, 161, 164, 165
遺伝情報差別禁止法 → GINA 164
遺伝性球状赤血球症(hereditary spherocytosis) 45
遺伝性QT 延長症候群（ロマノ・ワード症候群）(hereditary QT prolonged syndrome (Romano - Word syndrome)) 45
遺伝性疾患 26, 35, 85, 87
遺伝性腫瘍 28, 148
遺伝性脊髄小脳変性症(hereditary spinocerebellar degeneration) 45
遺伝性大腸がん(hereditary colon cancer) 45
遺伝性乳がん卵巣がん → HBOC 45, 150
遺伝性非ポリポーシス大腸がん → HNPCC 151
遺伝的特性 85
遺伝要因 26, 55, 87, 138
易変異性 11
易罹患性 55
易罹患性遺伝学的検査 55
易罹患性遺伝子 55
易罹患性診断 161
医療ソーシャルワーカー 76
医療的ケア 100, 126
医療における遺伝学的検査・診断に関するガイドライン 165
医療費支援制度 107
イントロン 8
インフォームド・アセント 108, 164
インフォームド・コンセント 163
エキソン 8
エピジェネティクス 11
エピジェネティクス異常 11, 26
塩基 5
塩基相補性 6
塩基対 6
塩基配列 5
オプトアウト 166

か

開始コドン 10
核 2
核ゲノム 18, 26
核型 4, 62, 68
核酸 2

核DNA 26, 58
確定診断 30, 87, 108, 153
確定的検査 117
家系図 35, 37, 155
家系内集積 138
家系内集積性 148
家族集積性 35, 55
家族性アミロイドポリニューロパチー(familial amyloid polyneuropathy) 45
家族性高コレステロール血症(familial hypercholesterolemia) 45
家族性腺腫性ポリポーシス（大腸腺腫症）→ FAP 45, 150
家族中心のケア(family-centered care) 101
家族歴 36, 87, 88, 134, 141, 155
鎌状赤血球症(sickle cell anemia) 45
ガラクトース血症(galactosemia) 45, 52
がん 26
がん遺伝子 28
がん遺伝子パネル検査 80, 156
がん関連遺伝子 28, 148
環境要因 26, 55, 87, 138
がんゲノム医療 95, 152
がんゲノム医療中核拠点病院 154
患者会 132
患者支援団体 76, 107
鑑別診断 135
がん抑制遺伝子 28
器官形成期 7, 56
希少疾患 91, 99, 144
キメラ 63
球脊髄性筋萎縮症(spinal and bulbar muscular atrophy) 45
共有性 19, 29, 90, 120, 153, 161
筋強直性ジストロフィー → DM 45, 128
均衡型 66, 67
均衡型染色体構造異常 67
均衡型転座 66, 115
近親婚 36, 49, 51, 116
近親度 36
偶発的所見 → IF 166
組換え 21
クライエント 77, 85, 92, 162
クライエント中心主義 85

クラインフェルター症候群(Klinefelter syndrome) 65, 116
グリーフケア 117
継承性 29
血縁者 35, 95, 126, 153
血友病A, B（hemophilia A, B）
.... 45, 116
ゲノム 2, 14, 85, 113
ゲノムデータ 14, 92
ゲノム医療 78, 85, 95, 166
ゲノム情報 14, 164, 165
原がん遺伝子 28
減数分裂 17, 20, 23, 115
顕性 23, 46
顕性キャリア 40, 49
顕性の法則 21
抗凝固剤 31
高血圧(hypertension) 140
交叉 20
口唇・口蓋裂(cleft lip and palate cleft) 99, 101, 140
公正原則 161
構造異常 26, 62, 102, 114
酵素補充療法 102
行動変容 143
コーディング領域 10
個人情報保護法 15, 164, 165
骨形成不全症(osteogenesis imperfecta) 45
子どもの権利条約 101
個別化医療 95
ゴルジ装置 2
混数性異常 63
コンパウンド（複合）ヘテロ 48
コンパニオン診断 80, 152

さ

サーベイランス 148, 157
座位 15
再発率 36, 40, 50
細胞質 2
細胞周期 18
細胞小器官 2, 11
細胞分裂 16
サバイバーズギルト 90
支援的 77
色素失調症(pigmentary imbalance) 45
色素性乾皮症(pigmented dry skin disease) 45

死産 114
次世代シークエンサー → NGS
.... 32, 80, 166
自然流産 114
自然歴 35
疾患感受性遺伝子 55, 138
指定難病 74
シトリン欠損症(citrin deficiency)
.... 45, 52
社会資源 132
習慣流産 115
終止コドン 10
絨毛検査 117, 119
受精 2, 19
受精卵 19, 113
出生前診断 30, 87, 105, 161
腫瘍 26
障害者総合支援法 75
症状発現キャリア 40, 49
常染色体 4, 15, 65
常染色体顕性遺伝疾患 → AD
.... 47, 50, 90, 126
常染色体潜性遺伝 103
常染色体潜性遺伝疾患 → AR
.... 48, 51, 90, 126
小児慢性特定疾病医療費助成
.... 74, 91, 107
消費者直結型遺伝子検査 → DTC遺伝子検査 92, 167
知らないでいる権利 163
自律尊重原則 161
知る権利 163
侵襲的な検査 117
新生児 114
新生児マス・スクリーニング
.... 49, 58, 100
新生変異 116, 127
診断基準 155
親等 36
浸透率 47, 51, 116, 131
数的異常 26, 62, 63, 65, 102, 114
スティグマ 89, 144
スプライシング 8
生活習慣病(lifestyle disease)
.... 55, 140
正義原則 161
精子 20, 113
正常変異 69
生殖細胞系列 87
生殖細胞 3, 20, 113

生殖細胞系列変異 27
生殖補助医療 117
性染色体 4
性染色体異常 114
精密医療 81
脊髄筋萎縮症(spinal muscular atrophy) 45
絶対保因者 48
全エクソーム解析 → WES 166
全ゲノム解析 → WGS 166
善行原則 161
染色体 2, 26
染色体異常 62, 114
染色体異常症(chromosomal abnormalities) 26, 89, 99, 101
染色体検査 30
染色体不分離 63, 90, 115
染色分体 20
全人的見方 86
潜性 23, 46
先制医療 81, 141, 153
先天奇形(congenital malformation)
.... 101
先天性(感音性)難聴(congenital (sensorineural) deafness)
.... 52, 57
先天性疾患(birth defect)
.... 57, 99, 105, 127, 140
先天性心疾患(congenital heart disease) 99, 101
先天性副腎過形成症(congenital adrenal hyperplasia) 45, 52
先天赤緑色覚異常(congenital red green color vision defect) 45
先天代謝異常症(inborn errors of metabolism) 49, 58, 101
セントラルドグマ 7
セントロメア 69
総合的な臨床遺伝医療 165
創始者 48
双生児研究 139
相同染色体 15, 20
相補性 6

た

ターナー症候群(Turner syndrome)
.... 65, 116
第一度近親 36
胎芽 56
胎芽病 56, 99

体細胞遺伝子検査...........29, 79, 152
体細胞遺伝病.............................26, 148
体細胞分裂..17
体細胞変異...............................19, 27
胎児..56
胎児アルコール症候群(fetal alcohol syndrome)..................................57
体質...85, 138
胎児病......................................56, 99
対症療法..102
対立遺伝子......................................15
多因子遺伝疾患(multifactorial inheritance).......26, 55, 86, 99, 101, 103, 138, 167
ダウン症候群(Down syndrome)..................................65, 102
多型..14
多段階発がん.............................28, 148
多発性内分泌腫瘍症 → MEN.......150
多様性...85, 89
単一遺伝子疾患(single gene disorders).....26, 45, 86, 89, 99, 101, 114, 126, 139, 148, 152
タンパク質..2
着床前診断.......................87, 115, 119
超音波検査....................................117
デオキシヌクレオチド.........................5
デュシェンヌ型筋ジストロフィー(Duchenne muscular dystrophy)...................................45, 116
テロメア.....................................18, 69
転写..7, 8
転写因子..8
糖...5
統合失調症(schizophrenia)........140
糖尿病..140
逃避的コーピング...........................143
独立の法則..21
トランジション.........................102, 107
トランスファー RNA........................10
トリソミー..63
トリプルX（triple X syndrome）..................................65
トリプレット................................9, 14
トリプレットリピート.............48, 128
トリプレットリピート病................116

な

軟骨無形成症(achondroplasia)..................................45, 116

ナンセンス変異................................14
難聴(deafness).............................99
難病..74, 107
難病医療費助成..............74, 91, 132
難病法..74
二次的所見 → SF.........69, 156, 166
二重らせん構造................................6
乳幼児健康診査............................100
認定遺伝カウンセラー....................77
妊婦健康診査................................117
二分脊椎(nural tube defects)...................................99, 101

は

配偶子病..56
発がんリスク..................................152
発症前診断(presymptomatic diagnosis)........30, 87, 108, 130, 153, 161
パネル検査....................................166
バリアント..............14, 27, 87, 126, 166
ハンター病(Hunter disease)......45
反復流産..115
半保存的複製..................................18
ピアサポート........................132, 144
非確定的検査................................117
非指示的..77
非侵襲的検査................................117
ヒストン...3
非発症転座保因者..........................66
非発症保因者..................................48
表現型.....................16, 23, 35, 46, 126
表現促進現象............48, 116, 128
病的変異.........27, 86, 101, 116, 126, 148
ファーマコゲノミクス → PGx...................................79, 152
ファブリー病(Fabry disease)...................................45, 127, 129
不育・不妊症..................67, 113, 115
フェニルケトン尿症 → PKU....45, 52
不完全浸透....................................149
不均衡型..66
副腎白質ジストロフィー(adrenoleukodystrophy).....................45
複製..18
福山型先天性筋ジストロフィー(Fukuyama type congenital muscular dystrophy)..............45
不確かさ(uncertainty)................143
不妊..113

不変性...................18, 29, 89, 120, 161
フレームシフト変異........................14
プレシジョンメディスン(precision medicine)............................81, 153
分化...7, 113
分子標的薬.............................80, 152
分離の法則......................................21
分離比..............................22, 46, 50
ヘテロ..27
ヘテロ接合.....................16, 47, 116
ペリネイタルロス...........................121
変異..14
片親性ダイソミー...........................19
保因者..............27, 39, 48, 51, 103, 116
保因者診断....................30, 87, 161
母系遺伝..............................11, 21, 59
母体血清マーカー検査..................117
母体血胎児染色体(セルフリーDNA)検査 → NIPT............................117
母体保護法....................................164
発端者(proband).........................38
ホメオスタシス................................87
ホモシスチン尿症(homocystinuria)...52
ホモ接合...............................16, 116
翻訳..7
翻訳領域...10

ま

マイクロアレイ染色体検査.............70
マルチコピー性................................11
マルファン症候群(Marfan syndrome)...................................45, 116, 127
慢性疾患..138
ミスセンス変異................................14
ミトコンドリア.......................2, 11, 26
ミトコンドリア遺伝病.........26, 58, 90
ミトコンドリアDNA...........11, 26, 58
ミトコンドリア脳筋症 → MELAS...59
ミトコンドリア病.....................26, 58
未発症者.............................40, 51, 89
無危害原則....................................161
無侵襲的出生前遺伝学的検査 → NIPT..117
メープルシロップ尿症(maple syrup urinary disease)......................52
メチル化..26
メッセンジャー RNA........................7
メンデルの法則..................21, 26, 45

メンデル遺伝形式 141, 148
メンデル遺伝疾患 26, 45
モザイク 63
モノソミー 63

や

優性 23
優性思想 165
羊水検査 117, 119
要配慮個人情報 165
予期的ガイダンス（anticipatory
　　guidance） 90, 117
予見性 29, 89, 120, 161
予防的切除 148

ら

ライソゾーム 2
来談者 77
卵子 20, 113
リキッドバイオプシー 152
リスク低減術 148
リプロダクティブ・ヘルス / ライツ
　　　　... 113
リボソーム 2, 7
流産 67, 114
臨床遺伝専門医 77
リンチ症候群（Lynch syndrome）
　　　　................................... 45, 150
倫理的・法的・社会的課題
　　　　................................ 30, 132, 161
リン酸 5
累積生児獲得率 115
劣性 23
連鎖 22

A

AD（autosomal dominant） 45
AR（autosomal recessive） 45
at risk 者 88, 90, 108, 130, 148

D

DM（myotonic dystrophy） 128
DNA 2, 5
DNA シークエンス / シーケンス 31
DNA 修復遺伝子 28, 151
DNA 修復機構 19
DNA 損傷 19, 87

DNA ポリメラーゼ 18
DTC（direct to consumer）
　遺伝子検査 56, 143, 167

E

ELSI（ethical, legal and social
　implications (issues)）
　　　　................................ 30, 132, 161

F

FAP（familial adenomatous
　polyposis） 150
FISH 法（fluorescence in situ
　hybridization） 70

G

GINA（genetic information
　nondiscrimination act） 164
G 分染法（G-band） 68

H

HBOC（hereditary breast and
　ovarian cancer） 150
HNPCC（hereditary nonpolyposis
　colorectal cancer） 151

I

IF（incidental findings） 166

M

MELAS（mitochondrial
　encephalomyopathy） 59
MEN（multiple endocrine
　neoplasia） 150
mRNA 7

N

NGS（next generation
　sequencer） 32, 80, 166
NIPT（non invasive prenatal
　testing） 117

P

PCR（polymerase chain
　reaction） 31

PGx（pharmacogenomics） 79
PKU（phenylketonuria） 111

R

RNA 8

S

SF（secondary findings） 166

T

tRNA 10

V

VUS（variants of unknown
　significance） 80, 166

W

WES（whole exome sequencing）
　　　　... 166
WGS（whole genome sequencing）
　　　　... 166

X

XLD（X-linked dominant） 45
XLR（X-linked recessive） 45
X 染色体 4, 49
X 染色体不活性化 49
X 連鎖遺伝 49, 103
X 連鎖遺伝疾患 49, 51, 126
X 連鎖潜性遺伝疾患 → XLR
　　　　.............................. 49, 51, 90

Y

Y 染色体 4

監修

中込 さと子（なかごみ さとこ）

信州大学医学部保健学科 小児・母性看護学領域 教授
聖路加看護大学卒業，聖路加看護大学看護学研究科修了（博士（看護学））

資格：助産師・保健師・看護師，認定遺伝カウンセラー

学会活動・評議員：日本遺伝看護学会（理事長），日本遺伝カウンセリング学会（評議員，遺伝看護委員長），日本人類遺伝学会（評議員），日本家族看護学会（評議員），日本小児看護学会（評議員），日本ヒューマン・ケア心理学会（理事）

著者よりひとこと：5歳下のダウン症候群がある従弟と出会いは，どう生きるのか，を考えるきっかけになり，助産師の道を歩み始めました．生と性，病と障がい，死そして罪といった難問ばかりですが，希望の光にあふれる道でもあります．Mac Lucadoの絵本'You Are Special（邦訳　たいせつなきみ）'にあるように，全てのいのちは，創造主に愛され，大切な存在なのだと気づかせてくれます．

編集

西垣 昌和（にしがき まさかず）

京都大学大学院医学研究科
人間健康科学系専攻 基礎看護学講座
准教授
東京大学卒業，東京大学医学系
研究科修了（博士（保健学））

資格：保健師・看護師，認定遺伝カウンセラー

学会活動・評議員：International Society of Nurses in Genetics（理事），日本遺伝看護学会（教育委員，国際委員），日本遺伝カウンセリング学会（幹事，評議員，情報ネットワーク委員長，教育啓発委員），日本家族性腫瘍学会（評議員，総務委員，広報委員），日本糖尿病教育・看護学会（評議員，国際交流委員，学会誌編集委員）

著者よりひとこと：「専門は遺伝です」というと，かつては「とても専門的（=ほぼ「マイナー」と同義）なことをやられているんですね」と言われたものです（最近も言われましたが…）．しかし，今ふと世界を見てみると，"genetics"は，医療の花形，という言葉を通り越して，普遍的な存在感を示す屋台骨となっています．看護においても，遺伝が「とても専門的」という言葉を通り越して，「基本中の基本」として学ばれる日はそう遠くはないと信じ，本書を送り出します．

渡邉 淳（わたなべ あつし）

金沢大学附属病院 遺伝診療部
部長・特任教授
日本医科大学卒業，日本医科大学
大学院医学研究科修了（博士（医学））

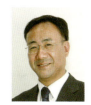

資格：医師・臨床遺伝専門医・指導医，生殖医療に関する遺伝カウンセリング相談受入れ可能な臨床遺伝専門医，小児科専門医・指導医，臨床検査専門医，医師の臨床研修に係る指導医，産業医

学会活動・評議員：日本遺伝子診療学会（理事，ELSI委員会委員長，遺伝子診断・検査技術推進フォーラム企画委員会副委員長），日本人類遺伝学会（評議員，教育推進委員長，薬理遺伝学委員長），日本遺伝カウンセリング学会（評議員），第31回日本小児遺伝学会学術集会大会長，第10回全国遺伝子医療部門連絡会議大会長

著者よりひとこと：遺伝医療はチーム医療であり，看護職は重要な立ち位置においてです．平成15年に日本医科大学に開設した遺伝診療科では多くの看護職の方々のご指導やご支援をいただき発展できました．今回，金沢大学附属病院に異動し，遺伝医療における看護職の方々の重要性を再確認しています．本著が皆さんの遺伝看護実践にお役に立ち，周りの医療者との連携につないでいただけると嬉しいです．

執筆

佐藤 智佳 .... Chapter 1～8
関西医科大学臨床病理学・臨床遺伝センター

玉置 知子 .... Chapter 1～8
愛仁会高槻病院遺伝医療部門/ 兵庫医科大学

渡邉 淳 .... Chapter 1～8
金沢大学附属病院遺伝診療部

中込 さと子 .... Chapter 9
信州大学医学部保健学科

野間口 千香穂 .... Chapter 10
宮崎大学医学部小児・母性看護学講座

眞鍋 裕紀子 .... Chapter 10
風祭の森 太陽の門福祉医療センター

荒木 奈緒 .... Chapter 11
札幌医科大学助産学専攻科

西垣 昌和 .... Chapter 12～13
京都大学医学部基礎看護学講座

大川 恵 .... Chapter 14
聖路加国際病院看護部

有田 美和 .... Chapter 15
筑波大学附属病院遺伝診療部

基礎から学ぶ遺伝看護学
「継承性」と「多様性」の看護学

2019年 2月 1日 第1刷発行	監 修	中込さと子
2023年 9月15日 第3刷発行	編 集	西垣昌和,渡邉 淳
	発行人	一戸裕子
	発行所	株式会社 羊 土 社
		〒101-0052
		東京都千代田区神田小川町 2-5-1
		TEL　03 (5282) 1211
		FAX　03 (5282) 1212
		E-mail　eigyo@yodosha.co.jp
ⓒ YODOSHA CO., LTD. 2019	URL	www.yodosha.co.jp/
Printed in Japan	装 幀	齋藤友貴 (ISSHIKI)
ISBN978-4-7581-0973-4	印刷所	株式会社 加藤文明社印刷所

本書に掲載する著作物の複製権,上映権,譲渡権,公衆送信権(送信可能化権を含む)は(株)羊土社が保有します.
本書を無断で複製する行為(コピー,スキャン,デジタルデータ化など)は,著作権法上での限られた例外(「私的使用のための複製」など)を除き禁じられています.研究活動,診療を含み業務上使用する目的で上記の行為を行うことは大学,病院,企業などにおける内部的な利用であっても,私的使用には該当せず,違法です.また私的使用のためであっても,代行業者等の第三者に依頼して上記の行為を行うことは違法となります.

JCOPY <(社) 出版者著作権管理機構 委託出版物>
本書の無断複写は著作権法上での例外を除き禁じられています.複写される場合は,そのつど事前に,(社) 出版者著作権管理機構 (TEL 03-5244-5088, FAX 03-5244-5089, e-mail：info@jcopy.or.jp)の許諾を得てください.

乱丁,落丁,印刷の不具合はお取り替えいたします.小社までご連絡ください.

遺伝看護学用語集（2/2）

潜性
同じ座位において，ホモ接合の場合にのみ表現型として判別され，ヘテロ接合では個体に表れない形質（表現型）．劣性とよぶことがあるが，劣っているという意味で使われているのではない．

先天代謝異常症
先天的によって起こる代謝が機能しなくなっている病態．多くは酵素をつくる遺伝子の異常．

【た】

体細胞
生殖細胞を除く人体内のすべての細胞．

体細胞遺伝子検査
一部の体細胞（特にがん細胞）特有に認める遺伝子の構造や遺伝子発現異常等を検出する遺伝子検査．疾患病変部・組織に限局し，病状と共に変化しうる一時的な遺伝子情報を明らかにする検査．

体細胞遺伝病
体細胞における病的変異が原因で生じる疾患〔特に悪性腫瘍（がん）〕．

体細胞分裂
1個の体細胞が分裂して同じ遺伝情報をもつ2個の娘細胞を生み出す過程．有糸分裂ともいう．

体細胞変異
受精後もしくは出生後に後天的に体細胞において獲得される病的変異．親から子に伝達しない．主として悪性腫瘍などにみられる変異．

多因子遺伝疾患
遺伝要因だけでなく環境要因を含めた複数の要因が組み合わさって発症する疾患．

単一遺伝子疾患
核ゲノムにある1つの構造遺伝子に生じた異常が原因で生じる疾患で，メンデルの法則に則るためメンデル遺伝疾患ともいわれる．

タンパク質
アミノ酸の配列によって決定される巨大で複雑な分子．そのタンパク質の構造は，元となる塩基対の並びで決まる．

転写
DNAの遺伝情報がメッセンジャーRNA（mRNA，伝令RNA）に読み込まれる過程．mRNAは核から細胞質へ運ばれ，そこで特定のタンパク質を作る際の設計図の役割を果たす．

トリソミー
染色体数が変化する染色体異常である数的異常のうち，同じ染色体が3本存在する状況．

トリプレットリピート病
ゲノム内の遺伝子に存在する3塩基のくり返し配列（トリプレット・リピート）が異常に伸長することによって起こる遺伝性神経疾患群．

【な】

二次的所見
本来の目的とは異なる（結果）遺伝的所見．網羅的解析で発見されることがある．SF（secondary findings）．

【は】

発症前診断
病的変異を有する患者の，症状のない血縁者を対象として，将来の発症の可能性のある病的変異の有無を検索する診断．

バリアント
ヒトのDNA標準塩基配列と比べ差があるゲノムの変化．疾患との関連は様々である．

表現型
個々で観察できる形質（症状など）．

表現促進現象
ある種の神経疾患では，世代を経るごとに発症年齢が若年化・重症化する現象．トリプレットリピートの伸長が関わることが多い．

病的変異
タンパク質の機能への影響が大きく，遺伝性疾患の発症につながるバリアント．病的バリアントともいう．

ヘテロ接合
同じ座位において異なるアレルを有する遺伝型．

保因者
劣性遺伝疾患において，病的変異と変異のないアレルをもっている（ヘテロ接合）人．保因者は通常病的変異のない遺伝子が優位に働くため健常者であり，発病することはまれである．子どもに病的変異アレルを引き継ぐ可能性がある．

保因者診断
劣性遺伝疾患において，子どもに引き継ぐ可能性のある疾患発症に関わる病的変異を保持しているかどうかを確認するための遺伝学的検査．

母系遺伝
母からのみ遺伝情報を継承すること．ミトコンドリア遺伝病がある．